WARUM RIECHT DER FISCH NACH FISCH?

WARUM RIECHT DER FISCH NACH FISCH?
Und 57 weitere Fragen aus dem Küchenlabor

ANDY BRUNNING

Aus dem Englischen von Hanne Henninger

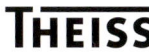

Für Anna, für ihre nie erlahmende Unterstützung und Begeisterung während der Entstehung dieses Buches.

INHALT

9   Einleitung
10 Kurze Einführung in die organische Chemie
11 Funktionelle Gruppen in der organischen Chemie

● GESCHMACK

15 Warum hassen manche Menschen Rosenkohl?
16 Warum schmeckt nach Artischocke alles süßer?
19 Wie machen Wunderbeeren aus sauer süß?
20 Warum schmeckt O-Saft nach dem Zähneputzen bitter?
23 Warum verändert Räuchern den Geschmack des Fleisches?
24 Was erzeugt den sauren Geschmack von schlechter Milch?
27 Warum schmeckt Koriander für manche Menschen seifig?
28 Was haben Dill und Grüne Minze gemeinsam?
31 Was verursacht den Bittergeschmack von Kaffee?
32 Woher kommt der bittere und herbe Biergeschmack?

● GERUCH

36 Warum verursacht Knoblauch Mundgeruch?
39 Warum riecht der Urin nach Spargel?
40 Warum riecht die Durian-Frucht so schrecklich übel?
43 Warum duftet gebratener Speck so lecker?
44 Warum riecht der Fisch nach Fisch?
47 Was verursacht den strengen Geruch von Blauschimmelkäse?
48 Warum bekommt man von Bohnen Blähungen?

● FARBE

53 Können Karotten unsere Nachtsicht verbessern?
54 Warum kann Rote Bete den Urin verfärben?
57 Warum werden Kartoffeln grün?
58 Warum werden Avocados so schnell braun?
61 Woher kommen die Farben der Lebensmittelfarben?
62 Warum sind Lachse und Krebse rosa?
65 Warum leuchtet Tonic Water unter Schwarzlicht?

● GIFT

69 Warum sind ungekochte Kidneybohnen giftig?
70 Warum sind manche Pilze giftig?
73 Enthalten Apfelkerne wirklich Blausäure?
74 Was sind die Ursachen für eine Muschelvergiftung?
77 Warum ist es so gefährlich, Kugelfisch zu essen?
78 Warum ist Schokolade für Hunde giftig?
80 Macht Durcheinandertrinken einen schlimmeren Kater?

● EMPFINDUNG

85 Warum bringen uns Zwiebeln zum Weinen?
86 Was macht die Chilis so scharf?
89 Warum fühlt sich Minze im Mund kühl an?
90 Wie funktioniert Knallzucker?
92 Was verursacht die Schärfe des Wasabi?

🟢 PSYCHE

- 97 Macht der Verzehr von Putenbraten schläfrig?
- 98 Kann Käse wirklich schlechte Träume bescheren?
- 101 Wieso kann Muskatnuss halluzinogen sein?
- 102 Wieso stimulieren Kaffee und Tee unterschiedlich stark?
- 105 Verursacht Absinth Halluzinationen?
- 106 Wie wirken Energydrinks?

🟡 GESUNDHEIT

- 111 Warum verträgt sich Grapefruit mit manchen Medikamenten nicht?
- 112 Warum beugen Zitronen Skorbut vor?
- 115 Warum sind manche Menschen auf Nüsse allergisch?
- 116 Kann man durch einen Zeckenbiss eine Fleisch-Allergie bekommen?
- 119 Warum kann man Nelkenöl als Antiseptikum verwenden?
- 120 Verursacht MNG das Chinarestaurant-Syndrom?
- 123 Warum werden oft Süßstoffe anstatt Zucker verwendet?
- 124 Was sind Sulfite und warum sind sie in alkoholischen Getränken?

🟣 UMWANDLUNG

- 129 Lassen Bananen andere Früchte schneller reifen?
- 130 Warum wird Wackelpudding mit einigen Früchten nicht fest?
- 133 Warum wird flüssige Sahne durch Schlagen steif?
- 134 Soll man Schokolade im Kühlschrank aufbewahren?
- 137 Warum sind Bierflaschen meist aus dunklem Glas?
- 138 Welche chemischen Verbindungen machen die Marmelade fest?
- 140 Was verursacht im Rotwein diesen herben und pelzigen Geschmack?
- 143 Wie verbessern die Blasen im Sekt seinen Geschmack?

- 144 Literatur des Autors
- 151 Danksagung

EINLEITUNG

Nahrungsmittel spielen in unserem täglichen Leben eine große Rolle, aber wir verschwenden kaum einen Gedanken daran, was wissenschaftlich gesehen eigentlich hinter ihrer Wirkung steckt. Wir alle wissen, dass man beim Zwiebelschneiden weinen muss, dass nach dem Verzehr von Knoblauch der Atem schlecht riecht und sich Minze im Mund kühl anfühlt, doch die meisten hätten Probleme, die chemischen Ursachen für diese merkwürdigen Effekte zu beschreiben. Das Ziel dieses Buches ist es, in einfachen Worten die besonderen und manchmal geradezu komischen Eigenschaften, die Speisen und Getränke aufweisen, anhand der chemischen Vorgänge, die sie in uns auslösen, zu erklären.

In erster Linie werden wir dabei über organische Chemie sprechen. Auch hier kommt das Wort „Bio" vor, hat aber eine andere Bedeutung als die für Lebensmittel gebräuchliche, die wir vom Supermarkt her kennen; vielmehr bezieht sich das Wort in diesem Fall auf das Teilgebiet der organischen Chemie, in dem die auf Kohlenstoff basierenden chemischen Verbindungen im Mittelpunkt stehen. Es gibt viele Millionen von möglichen organischen Verbindungen mit einer Vielzahl von unterschiedlichen Eigenschaften. Alle Lebewesen, also auch Sie selbst, bestehen aus einer Verbindung organischer Stoffe, genauso die Lebensmittel, die wir verzehren. Diese Verbindungen sind für den Geschmack und das Aroma unserer alltäglichen Speisen und Getränke zuständig und durch sie erklären sich auch einige der verschiedenen Effekte, die wir optisch wahrnehmen.

Ich hege die Hoffnung, dass die in diesem Buch vorgestellte Thematik auch für diejenigen verständlich ist, die in Chemie nicht sehr bewandert sind. Auf der nächsten Seite kommt eine kurze allgemeine Einführung, die Ihnen das Verständnis der nachfolgenden Strukturen und Beschreibungen erleichtern soll. Außerdem steht am Ende des Buches ein Glossar mit wichtigen Begriffen, die im Text immer wieder auftauchen. Falls Sie also auf einen chemischen Fachbegriff stoßen, bei dem Sie sich nicht sicher sind, so finden Sie im Glossar die Definition dazu.

Wenn Sie sich in Chemie auskennen und einige der hier besprochenen Themen noch weiter vertiefen möchten – im Anschluss an das Glossar sind die Studien aufgeführt, die ich beim Schreiben des Buches zu Rate gezogen habe.

Was auch immer Ihr Interesse oder Ihre Neugier weckt, ich hoffe, mit der im Folgenden dargestellten Chemie wird für Sie das Alltägliche zu etwas ganz Besonderem.

KURZE EINFÜHRUNG IN DIE ORGANISCHE CHEMIE

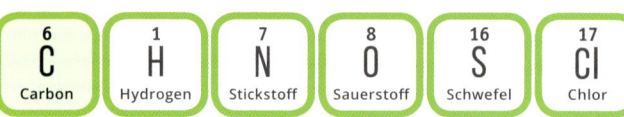

Die organische Chemie befasst sich mit der Untersuchung von auf Kohlenstoff basierenden Verbindungen. Organische Verbindungen enthalten meist vorwiegend Kohlenstoff (Carbon) und Wasserstoff (Hydrogen), einige jedoch auch noch andere der hier gezeigten Elemente.

Die chemischen Bindungen in organischen Verbindungen entstehen durch Atome, die sich ein Elektronenpaar teilen. Kohlenstoff kann vier Bindungen eingehen, Sauerstoff gewöhnlich zwei, während Wasserstoff nur eine einzige bilden kann. Bindungen werden als Linien dargestellt. Zwei Linien zwischen den Atomen zeigen eine Doppelbindung, das heißt, zwei Atome teilen zwei Elektronenpaare.

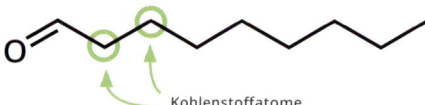

Valenzstrichformel   Skelettformel

Wie links zu sehen, können organische Verbindungen mit all ihren Bindungen und Atomen gezeichnet werden. Das kann bei größeren Molekülen jedoch zu recht komplizierten Gebilden führen, sodass wir häufig die Skelettformel verwenden, die eine knappe Darstellung der Molekülstruktur erlaubt.

In solchen Skelettformeln entspricht jeder Knick auf einer Zickzacklinie einem Kohlenstoffatom. Wasserstoffatome, die an diese Kohlenstoffatome gebunden sind, werden nicht dargestellt. Alle Atome, die nicht Kohlenstoff oder Wasserstoff sind, werden eingezeichnet.

Kohlenstoffatome

gestrichelter Keil (Bindung befindet sich hinter der Zeichenebene)

gefüllter Keil (Bindung ragt aus der Zeichenebene heraus)

Während chemische Strukturen zur Vereinfachung auf einer Zeichenebene zweidimensional dargestellt werden, sind sie in Wirklichkeit jedoch dreidimensional. Da es in einigen Fällen aber Sinn macht, dass dies deutlich wird, bilden wir diese Strukturen in einer Keilstrichformel ab. Dabei bedeutet eine keilförmig gestrichelte Bindung, dass sich diese hinter der Zeichenebene befindet (weg von Ihnen), und ein gefüllter Keil, dass die Bindung aus der Zeichenebene herausragt (kommt auf Sie zu).

FUNKTIONELLE GRUPPEN IN DER ORGANISCHEN CHEMIE

Funktionelle Gruppen sind Atomgruppen in organischen Verbindungen, die die Stoffeigenschaften und das Reaktionsverhalten der sie tragenden Verbindungen maßgeblich bestimmen. In diesem Buch finden Sie in vielen Verbindungen mehrere dieser Gruppen in einem Molekül. Die in einem Molekül vorhandenen Gruppen werden, wie hier gezeigt, im Namen der Gesamtverbindung aufgegriffen.

Bei einigen Molekülen finden Sie ein „R" – es steht für den kompletten Rest eines Moleküls, der variabel sein kann. „X" wird für ein Halogenatom verwendet (Halogene sind die Elemente Fluor, Chlor, Brom und Jod). Einige typische funktionelle Gruppen sehen Sie hier abgebildet.

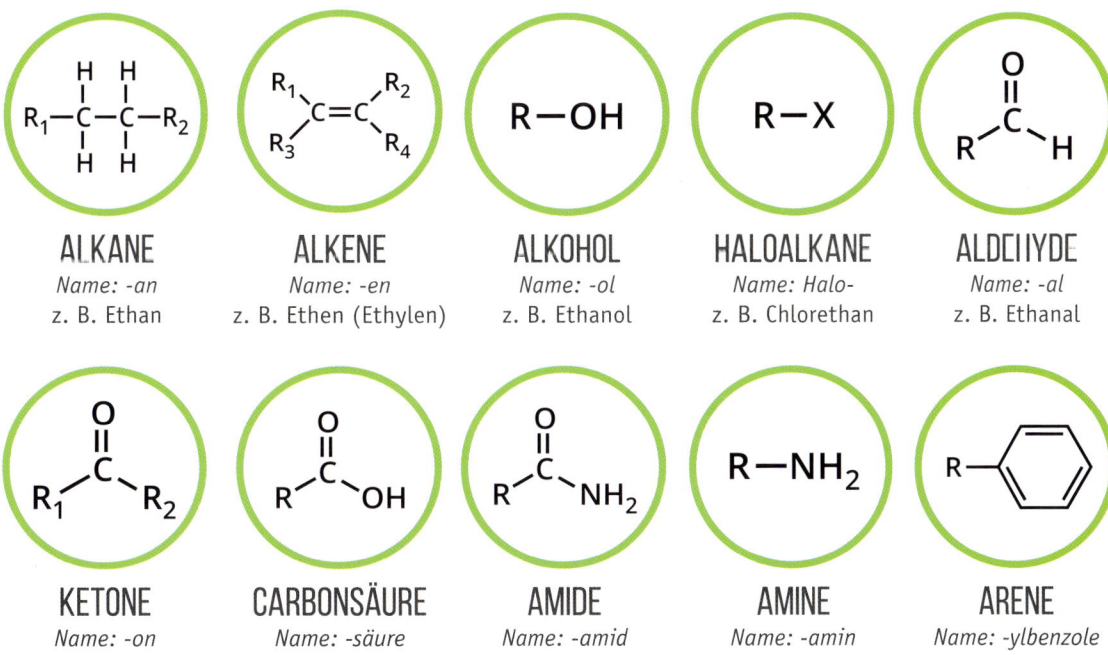

ALKANE
Name: -an
z. B. Ethan

ALKENE
Name: -en
z. B. Ethen (Ethylen)

ALKOHOL
Name: -ol
z. B. Ethanol

HALOALKANE
Name: Halo-
z. B. Chlorethan

ALDEHYDE
Name: -al
z. B. Ethanal

KETONE
Name: -on
z. B. Propanon

CARBONSÄURE
Name: -säure
z. B. Ethansäure

AMIDE
Name: -amid
z. B. Ethanamid

AMINE
Name: -amin
z. B. Ethanamin

ARENE
Name: -ylbenzole
z. B. Ethylbenzol

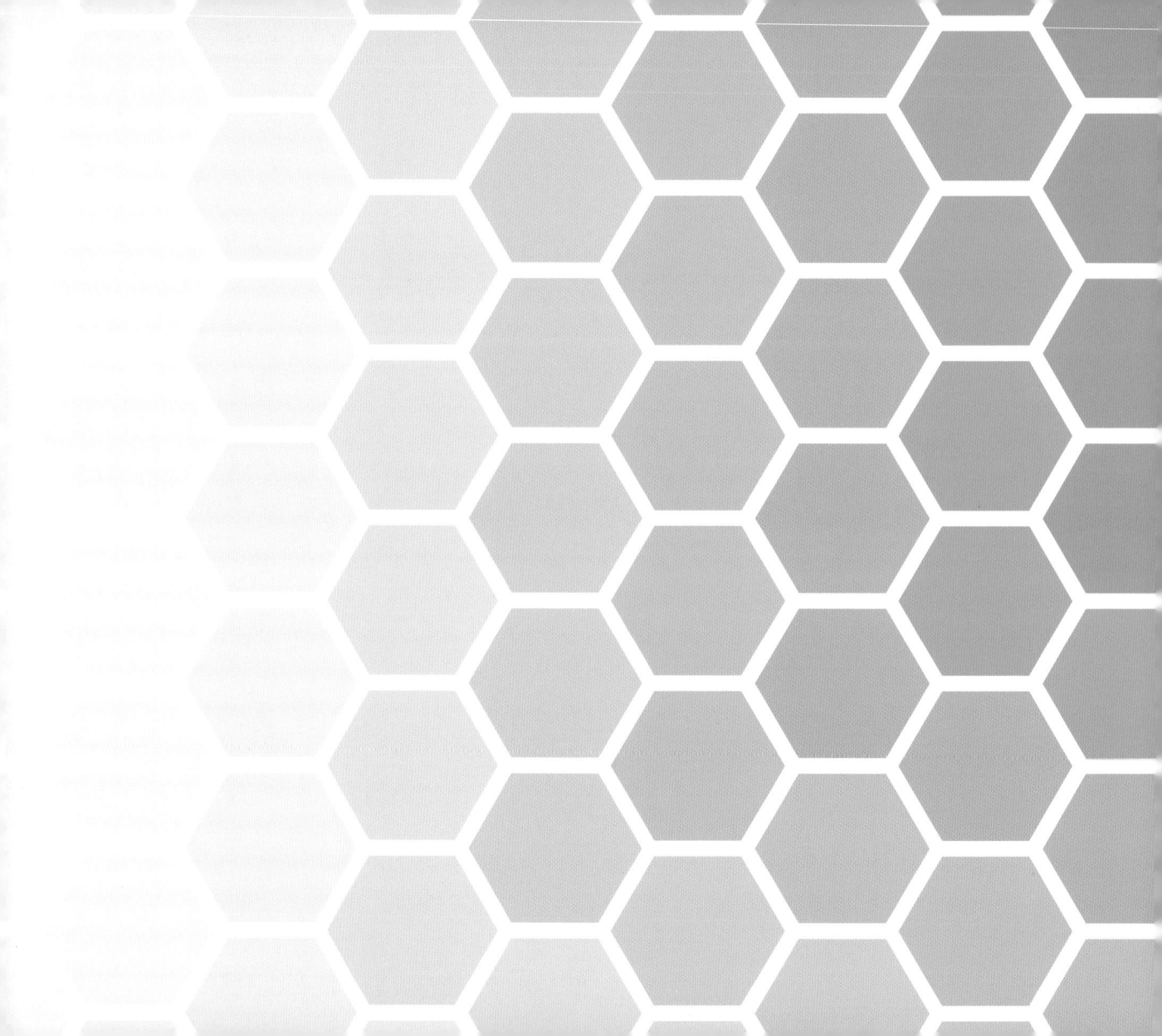

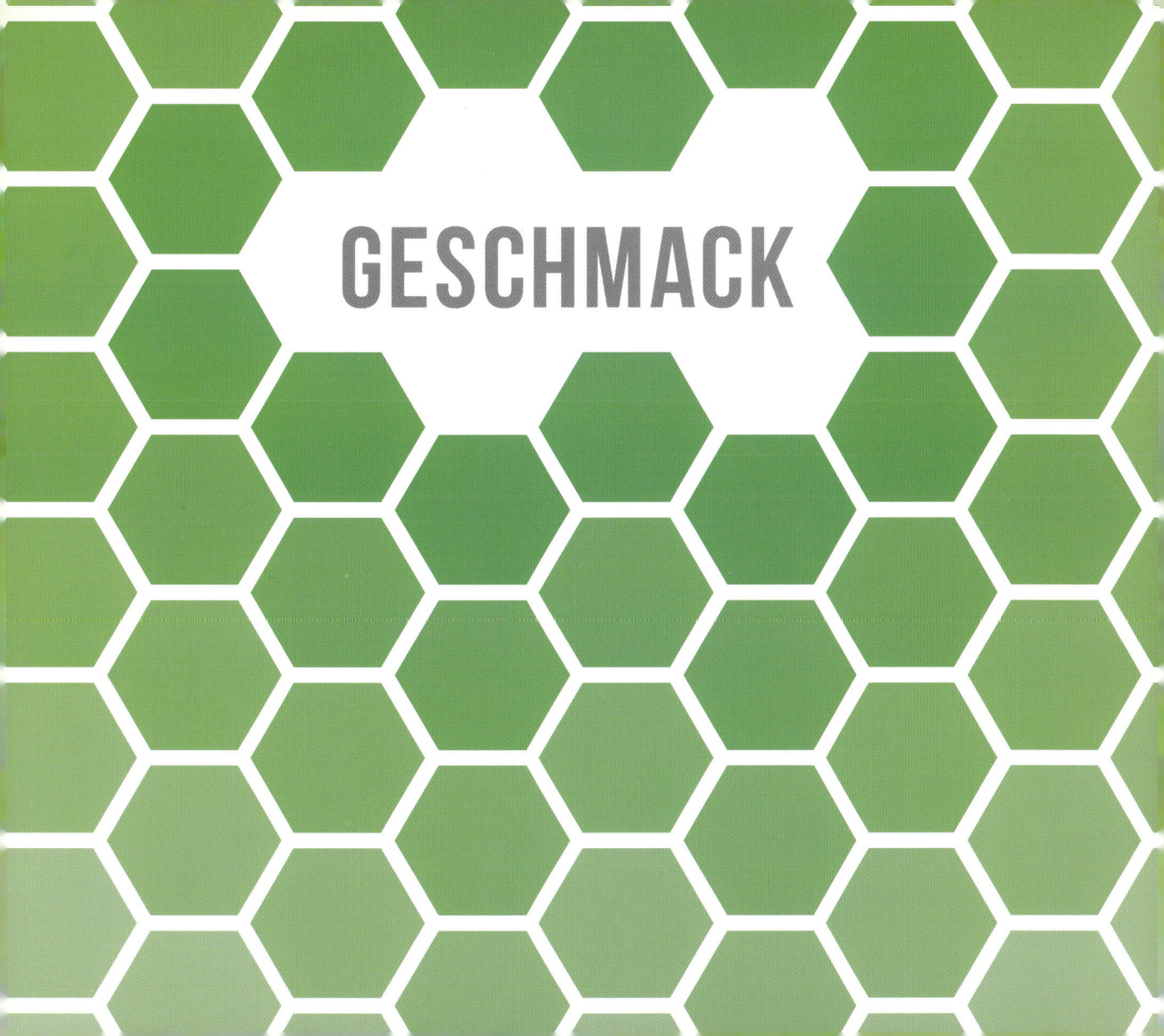

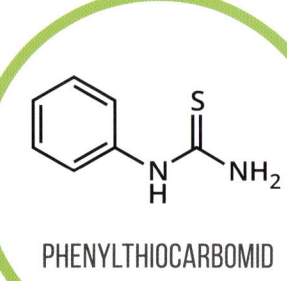
PHENYLTHIOCARBOMID
(PTC)

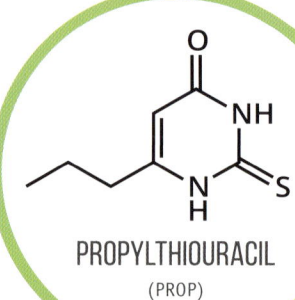
PROPYLTHIOURACIL
(PROP)

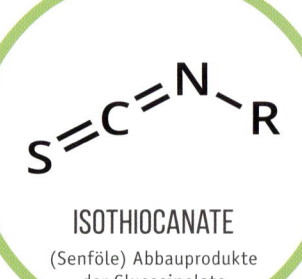
ISOTHIOCANATE
(Senföle) Abbauprodukte der Glucosinolate

PTC SCHMECKT FÜR 70% DER MENSCHEN BITTER

Vermutlich ist das bei Gemüse aus der Familie der Kreuzblütler aufgrund ihrer chemisch ähnlichen Abbauprodukte (Isothiocanate) generell der Fall.

BEISPIELE FÜR KREUZBLÜTLER-GEMÜSE

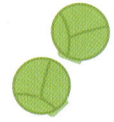
ROSENKOHL

BROKKOLI

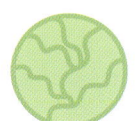
KOHL

BLUMENKOHL

Rosenkohl enthält mehr Glucosinolate als die meisten anderen Gemüsearten aus der Familie der Kreuzblütler

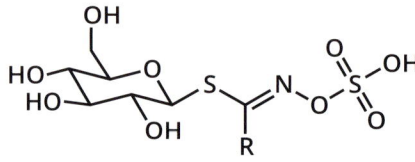
GLUCOSINOLATE
Finden sich in allen Gemüse-Kreuzblütlern (R-Gruppe variiert)

WARUM HASSEN MANCHE MENSCHEN ROSENKOHL?

Alle Jahre wieder taucht er beim Weihnachtsessen auf und scheidet die (Geschmacks-)Geister: Rosenkohl. Ähnlich wie Stinkkäse wird er von manchen heiß geliebt und von anderen total gehasst. Falls Sie zu Letzteren gehören, kann es einen chemischen und genetischen Grund dafür geben, dass Sie den Geschmack nicht ausstehen können.

Bevor wir speziell über Rosenkohl sprechen, müssen wir uns mit einer Chemikalie befassen, die nicht einmal in ihm zu finden ist, nämlich Phenylthiocarbomid (PTC). Das Kuriose an dieser Verbindung ist ihr Bittergeschmack, der aber nur von rund 70 Prozent der Menschen als solcher wahrgenommen wird. Für die restlichen 30 Prozent ist die Substanz völlig geschmacklos. Diese Eigenschaft von PTC wurde durch Zufall im Jahr 1931 entdeckt, als der Chemiker Arthur Fox beim Arbeiten mit der Verbindung in den Labors von DuPont versehentlich etwas verschüttete. Sein Kollege, der einen Teil der pulvrigen Substanz beim Einatmen in den Mund bekam, beschwerte sich über den bitteren Geschmack. Fox hingegen bemerkte nichts Unangenehmes.

Um der Sache auf den Grund zu gehen, führte Fox eine Reihe von Tests mit Kollegen, Freunden und Familienangehörigen durch, die ebenfalls die Bestätigung brachten, dass einige den Bittergeschmack wahrnahmen, andere dagegen nicht. Weitere Forschungen und Studien ergaben dann, dass die Fähigkeit des Bitterschmeckens von PTC durch ein dominantes Gen bestimmt wird, das vererbt werden kann. Vor dem Aufkommen der einfachen DNA-Tests wurde sogar nicht selten die Frage nach dem Schmecken oder Nichtschmecken von PTC zur Klärung der Vaterschaft herangezogen. Eine weitere Verbindung heißt Propylthiouracil (PROP), die ähnlich wie PTC für einige bitter schmeckt, für andere aber nicht, und die heute die am häufigsten verwendete Verbindung in der Geschmacksforschung ist.

An dieser Stelle werden Sie sich fragen, was das alles mit Rosenkohl zu tun hat. Zwar finden sich PTC und PROP selbst nicht in dem Gemüse, aber es enthält eine Thiocyanatgruppe (Stickstoff (N), Kohlenstoff (C) und Schwefel(S) als Verbindung), von der man annimmt, dass sie mit seinem bitteren Geschmack in Zusammenhang steht. Die gleiche Gruppe ist auch in Verbindungen vorhanden, den sogenannten Glucosinolaten, die in Rosenkohl ebenso wie in Brokkoli, Weiß- und Grünkohl (bekannt als Kreuzblütler oder Cruciferen) von Natur aus vorkommen. Es scheint auch, dass die Fähigkeit, PROP als Bittergeschmack wahrzunehmen, und eine besondere Empfindlichkeit für die Bitterkeit dieser Gemüse eng miteinander verknüpft sind.

Dennoch kann man nicht behaupten, dass das Bitterschmecken von PTC und PROP automatisch eine Abneigung gegen Kohlgemüse nach sich zieht. Sollten Sie allerdings ein Rosenkohl-Hasser sein und wegen Ihrem Vorbehalt gegen dieses Gemüse unter Beschuss stehen, können Sie sich nun leicht wehren, indem Sie den chemischen Grund für Ihre Abneigung erklären.

WARUM SCHMECKT NACH ARTISCHOCKE ALLES SÜSSER?

Artischocken verfügen über eine erstaunliche Besonderheit – sie sind die einzigen bekannten und weltweit in großen Mengen konsumierten Pflanzen, die vorübergehend eine Veränderung des Geschmackssinns bewirken. Vor allem für Weintrinker kann es problematisch werden, dass gleich nach dem Genuss von Artischocken alles, was man isst oder trinkt, ein wenig süßer schmeckt, und von daher kann man sagen, dass sich Artischocke und Wein nicht sehr gut vertragen. Verantwortlich für den süßen Nachgeschmack sind bestimmte chemische Inhaltsstoffe der Pflanze.

Dieser eigenartige Effekt fiel erstmals bei einem Dinner der wissenschaftlichen Gesellschaft American Association for the Advancement of Science (AAAS) auf. Ein Gang des Menüs enthielt Artischocken und gleich nach diesem berichteten 60 Prozent der 250 Teilnehmer, dass das servierte Wasser nun süßer schmeckte. Jahrzehnte später untersuchte ein Forscher dieses Phänomen genauer, indem er Testpersonen sowohl Artischockenextrakt als auch einzelne Bestandteile des Extrakts gab und protokollierte, inwieweit die Betreffenden eine Wirkung auf den Geschmack von Wasser verspürten.

Es stellte sich heraus, dass von den Inhaltsstoffen der Artischocke in erster Linie Kaliumsalze der Chlorogensäuren und Cynarin für den Effekt verantwortlich waren. Kaliumionen sind die vorwiegend in der Artischocke vorhandenen Metallionen, folglich werden die Kaliumsalze der Verbindungen genutzt. Insbesondere verfügt Cynarin erwiesenermaßen über eine Süßkraft, die zwei Teelöffeln Zucker in 170 ml Wasser entspricht. Diese Stoffe sind zwar die Hauptauslöser für den vorübergehenden Süßgeschmack, machen aber nicht den Gesamteffekt aus, weswegen daneben noch andere kleinere Verbindungen eine Rolle spielen.

Wir wissen immer noch nicht genau, wie diese Verbindungen andere Substanzen süßer schmecken lassen, aber wir wissen, dass das auf eine Interaktion mit den Süßrezeptoren in den Geschmacksknospen auf unserer Zunge zurückzuführen ist, die einen vorübergehenden Süßgeschmack von nichtsüßen Substanzen bewirkt. Die Wirkung betrifft auch nicht jeden, wie eine Umfrage bei dem Dinner ergab, als der Effekt erstmals thematisiert wurde – vermutlich muss für diese Wahrnehmung eine gewisse genetische Voraussetzung gegeben sein.

Also sollten Sie bei der nächsten Gelegenheit einfach einmal eine Artischocke essen und testen, ob der nachfolgende Bissen oder Schluck süßer schmeckt.

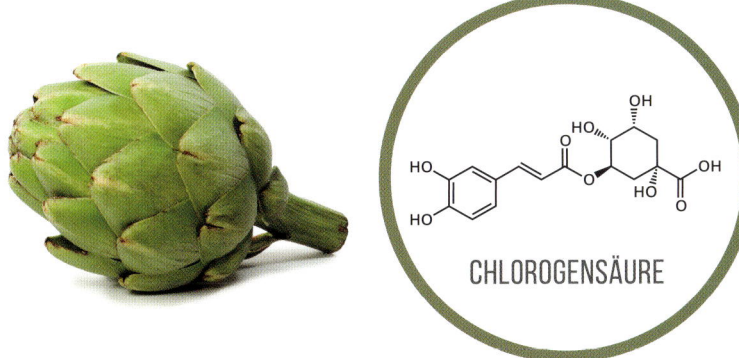

CHLOROGENSÄURE

ETWA 60 %
der Bevölkerung können schätzungsweise den Versüßungseffekt der Artischocke schmecken.

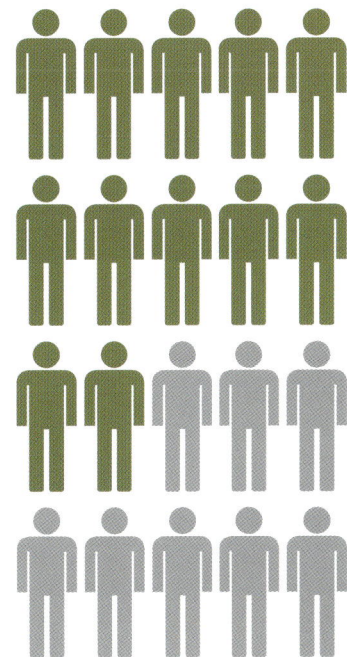

GESCHMACK

CYNARIN
Hauptauslöser für den Versüßungseffekt

DIE VERBINDUNGEN IN ARTISCHOCKEN WIRKEN AUF DIE GESCHMACKSREZEPTOREN SO WIE DIE SÜSSE VON **ZWEI TEELÖFFELN ZUCKER** IN 170 ML WASSER

GESCHMACK

191
ANZAHL DER AMINOSÄUREN, DIE DAS MIRACULIN-PROTEIN BILDEN

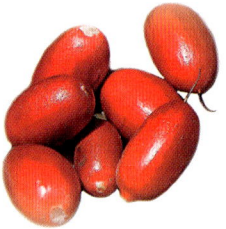

WIE MIRACULIN WIRKT

 → 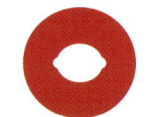 →

Heftet sich an die Süßrezeptoren im Mund

Manipuliert die Süßrezeptoren, sodass diese bei Sauergeschmack aktiviert werden

Die Wirkung hält 1 bis 2 Stunden an

MIRACULIN IN ANDEREN PFLANZEN

Aufgrund ihrer tropischen Herkunft gedeiht die Wunderbeere nur in bestimmten Anbaugebieten. Wissenschaftler haben versucht, Miraculin in anderen Pflanzen zu produzieren, nicht immer mit Erfolg.

ERDBEERE   TOMATE   SALAT

ZUR GESCHICHTE VON MIRACULIN

1725
Erstmals von dem französischen Forscher Chevalier des Marchais bei der Erkundung Westafrikas dokumentiert.

1968
Professor Kenzo Kurihara gelingt es, Miraculin aus den Früchten der Wunderbeere zu isolieren.

1974
Robert Harveys Hoffnung auf die Vermarktung von Miraculin als Süßstoff scheitert, weil die amerikanische Zulassungsbehörde FDA es nicht als „allgemein sicher anerkannt" einstufen kann.

1989
Miraculin von Professor Kuriharas Gruppe aufbereitet und sequenziert.

2006
Forscher finden heraus, dass Miraculin die Insulinempfindlichkeit bei Diabetes verbessert.

2012
Miraculin für Patienten mit Geschmacksstörungen, die durch die Medikation auftreten.

WIE MACHEN WUNDERBEEREN AUS SAUER SÜSS?

Die Wunderbeere (*Synsepalum dulcificum*), auch Mirakelfrucht genannt, wächst an einem ursprünglich in Westafrika beheimateten Strauch und ist in der Lage, den Geschmackssinn zu verändern. Nach dem Kauen der Frucht schmecken bis zu einer Stunde lang alle sauren Speisen und Getränke süß und lecker. Zitronensaft zum Beispiel verliert seinen Sauergeschmack komplett, wenn man vor dem Trinken Wunderbeeren isst. Dieser Effekt geht von einem bestimmten Protein namens Miraculin aus, das nur in der Wunderbeere vorkommt.

Als ein Protein hat Miraculin eine sehr große Molekülstruktur – zu groß, um hier abgebildet zu werden. Die Größe wird vorstellbar, wenn man weiß, dass es aus 191 Aminosäuren besteht, wobei Aminosäuren die molekularen Bausteine der Proteine sind. Das Molekül, Miraculin selbst, schmeckt überhaupt nicht süß und wir wissen eigentlich noch immer nicht genau, wie es den Vorgang der Geschmacksveränderung bewirkt. Die menschliche (Ihre) Zunge ist mit Rezeptoren für jede Art von Geschmack bedeckt und wir wissen, dass sich Miraculin an die Rezeptoren bindet, die den süßen Geschmack sehr stark wahrnehmen (erfassen). Sobald Sie nun etwas Saures essen oder trinken, wird Miraculin durch die Säure angesprochen und kann reagieren. Durch die Reaktion kommt es zu einem Dominoeffekt, bei dem sich die Struktur der Süßrezeptoren verändert („Shapeshifting"). Diese Deformierung wiederum macht sie sehr viel sensibler und die Signale, die sie an das Gehirn weiterleiten, sind so stark, dass sie jene des Sauergeschmacks überdecken. Als Folge können Sie die eigentlich sauren Speisen und Getränke mit ultrasüßem Geschmack genießen, aber nur so lange, bis Miraculin nicht mehr an die Geschmacksrezeptoren gebunden ist und diese sich wieder normalisiert haben.

Doch der Wunderbeeren-Effekt beeindruckt nicht nur als Kuriosum, auch Ernährungswissenschaftler beschäftigen sich seit vielen Jahren mit Miraculin und der Möglichkeit, es als Süßungsmittel zu verwenden. Allerdings sind dabei einige Hürden zu überwinden, denn erstens ist Miraculin nicht hitzestabil und verliert bei über 100 °C seine Wirkung auf den Geschmack, sodass es sich nicht zum Süßen von Lebensmitteln eignet, die gekocht werden müssen. Ein weiteres Problem ist seine Wirkdauer, obwohl es Wissenschaftlern gelungen ist, eine Version des Proteins mit erheblich kürzer anhaltender Wirkung zu finden, was die Verwendung natürlich einfacher machen könnte.

In den USA hat die Zulassungsbehörde für Nahrungs- und Arzneimittel FDA (Food and Drug Administration) entschieden, dass Miraculin kein Nahrungsmittel, sondern nur ein Nahrungsmittelzusatz ist und nicht als „allgemein sicher anerkannt" eingestuft werden kann, was bedeutet, es wird wahrscheinlich eine mehrjährige Überprüfung seiner Unbedenklichkeit nötig sein, bevor es in die Liste der Lebensmittel aufgenommen und zugelassen wird.

WARUM SCHMECKT O-SAFT NACH DEM ZÄHNEPUTZEN BITTER?

Die meisten von uns haben sicher schon einmal den Fehler gemacht und Orangensaft unmittelbar nach dem Zähneputzen getrunken. Der Effekt ist nicht sehr angenehm – statt einem fruchtigen Aroma macht sich ein faulig bitterer Geschmack im Mund breit, der nichts mit der ursprünglichen Süße von Orangensaft zu tun hat. Untersuchungen zeigen, dass dieser Effekt bis zu 30 Minuten nach dem Gebrauch von Zahnpasta anhalten und auch bei anderen Nahrungsmitteln, meist aber schwächer, auftreten kann.

Die Ursache dafür liegt in einem chemischen Bestandteil der Zahnpasta. Natriumlaurylsulfat ist ein Stoff, der üblicherweise in Körperpflegeprodukten, darunter Zahnpasta, Shampoo und Duschgel, verwendet wird. Er fungiert als das, was Chemiker ein „Tensid" nennen. Im Wesentlichen besteht das Molekül aus zwei funktionellen Teilen, von denen eines wasserlöslich und das andere wasserunlöslich, aber in Fett und Öl löslich ist. Dadurch kann es den Schmutz leichter lösen und entfernen, wenn Sie sich die Haare waschen. Es fördert auch die Schaumbildung. Zum Beispiel mindern die in der Zahnpasta enthaltenen Tenside die Oberflächenspannung des Speichels, was dann zur Schaumbildung führt. Gewöhnlich wird heute anstelle von Natriumlaurylsulfat die Chemikalie Natriumlaurethsulfat (SLES) verwendet, die jedoch genau die gleiche Funktion erfüllt. Es gab immer wieder Gerüchte über die krebserregende Wirkung dieser Chemikalien, die sich aber als unhaltbar erwiesen, da wissenschaftlich erwiesen ist, dass sie in den Konzentrationen, mit denen wir es zu tun haben, völlig unschädlich sind.

Man nimmt an, dass Natriumlaurylsulfat (oder dessen Alternative) als Inhaltsstoff in der Zahnpasta den Bittergeschmack des Orangensafts verursacht. Die allgemein anerkannte Erklärung für diese Wirkung ist, dass Natriumlaurylsulfat die Rezeptoren für den süßen Geschmack auf der Zunge lahmlegt. Vermutlich verändert es gleichzeitig auch die Membranstruktur der Phospholipide, die sonst dafür zuständig sind, den bittern Geschmack zu unterdrücken. Folglich wird, wenn Sie Orangensaft unmittelbar nach dem Zähneputzen trinken, der süße Geschmack unterdrückt und der bittere verstärkt, sodass Sie den unangenehmen Effekt verspüren, nichts Süßes, dafür aber umso mehr Bitteres zu schmecken.

Wenn Sie aus irgendwelchen Gründen diese unglückliche Geschmackspanne vermeiden wollen (ohne ganz auf das Zähneputzen zu verzichten), sollten Sie eine Zahnpasta ohne Natriumlaurylsulfat kaufen. Als alternativen Stoff, der für den Wascheffekt und das Aufschäumen sorgt, enthalten diese Pasten meist das aus der Wurzel der Süßholzpflanze isolierte Glycyrrhizin.

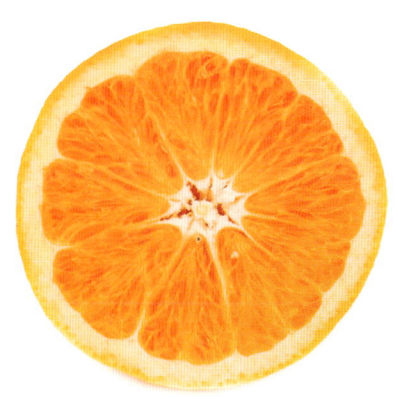
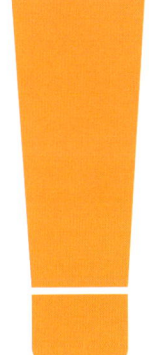

 Die Tensidmoleküle in der Zahnpasta beeinträchtigen unseren Geschmackssinn.

↑ BITTERGESCHMACK
Sie verändern die Membranstruktur der Phospholipide, die sonst den bitteren Geschmack verhindern.

↓ SÜSSGESCHMACK
Tenside blockieren die Süßrezeptoren und vermindern so den Süßgeschmack.

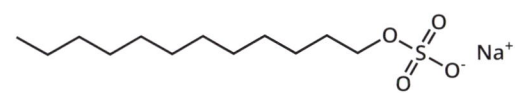

NATRIUMLAURYLSULFAT
kurz SLS, als Schaumbildner in vielen Zahnpasten

NATRIUMLAURETHSULFAT
kurz SLES, wird als Ersatz für SLS verwendet

 **EFFEKT** HÄLT BIS ZU 30 MINUTEN AN

GESCHMACK

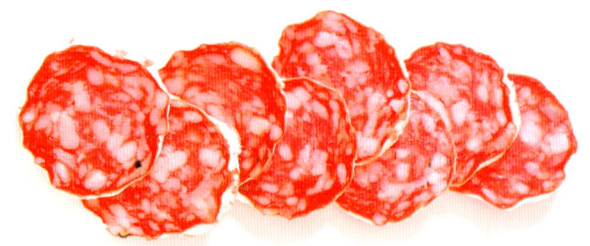

DAS RÄUCHERN VON FLEISCH

Das Fleisch muss vor dem Räuchern abhängen, damit die Oberfläche gut trocknen und sich ein Häutchen bilden kann. Bei Letzterem handelt es sich um eine dünne Oberflächenschicht aus Proteinen, durch die der Rauch besser am Fleisch haftet. Ohne diese Schicht könnte es passieren, dass das Fleisch nach dem Räuchern zu trocken ist. Kaltgeräuchertes muss vor dem Verzehr noch gekocht werden, Heißgeräuchertes dagegen ist in der Regel nach dem Räuchern gar und sofort genießbar. Beim BBQ-Räuchern oder Braten in einem Barbecue-Smoker werden die Speisen bei sehr hohen Temperaturen im heißen Rauch gegart, ansonsten ist es derselbe Prozess wie beim Braten, Grillen oder Räuchern selbst.

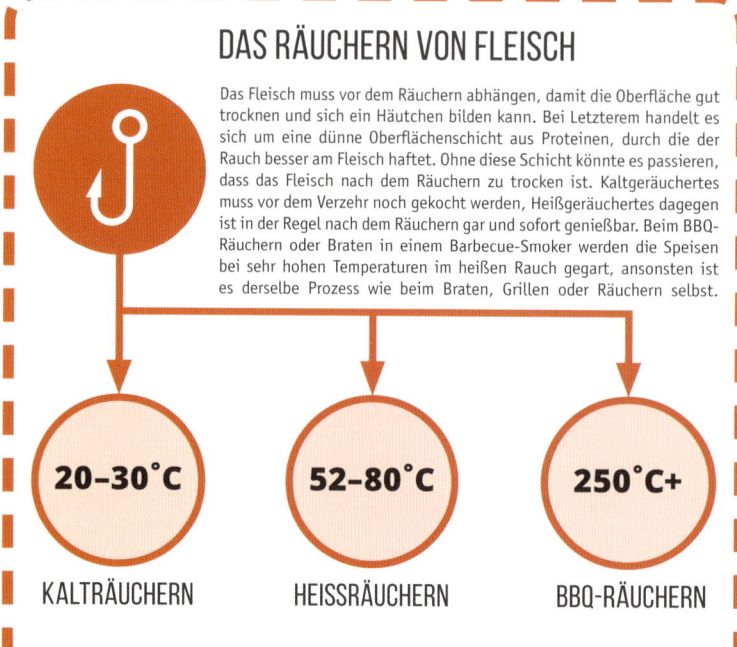

- **20–30 °C** KALTRÄUCHERN
- **52–80 °C** HEISSRÄUCHERN
- **250 °C+** BBQ-RÄUCHERN

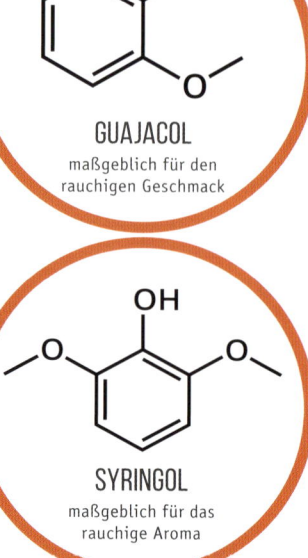

GUAJACOL
maßgeblich für den rauchigen Geschmack

SYRINGOL
maßgeblich für das rauchige Aroma

WARUM VERÄNDERT RÄUCHERN DEN GESCHMACK DES FLEISCHES?

Das Räuchern als Methode zum Konservieren und Garen von Lebensmitteln, sei es Schinken, Speck, Rindfleisch oder Fisch, stammt noch aus der Zeit ohne Tiefkühlung; damals war es die beste Möglichkeit, das leicht verderbliche Fleisch länger haltbar zu machen. Heute räuchern wir eine Vielzahl von Lebensmittel in erster Linie für den Genuss des aromatischen Geschmacks, und es gibt eine Reihe von chemischen Verbindungen, die dazu beitragen.

Beim Räuchervorgang werden die Lebensmittel in der Regel dem aus der Verbrennung bzw. dem Verglimmen von Holz gewonnenen Rauch ausgesetzt. Welche chemischen Verbindungen im Rauch entstehen, ist von zahllosen Faktoren abhängig, wie etwa der Art des Holzes, der Temperatur und der vorhandenen Sauerstoffmenge. Einige von ihnen sind besonders für den Gesamtgeschmack und das Aroma des Fleisches maßgeblich. Erzeugt werden diese Stoffe durch die Pyrolyse des Holzes, bei der eine thermische Zersetzung der organischen Verbindungen, aus denen das Holz aufgrund der nicht ausreichend vorhandenen Sauerstoffzufuhr besteht, stattfindet.

Eine besondere Stoffklasse bilden die phenolischen Verbindungen, kurz Phenole genannt, die ganz entscheidend für den typischen Geschmack und die Aromen der geräucherten Lebensmittel sind. Eines dieser Phenole ist Guajacol, das durch den Abbau von Lignin gebildet wird, einer organischen Verbindung, aus der bis zu einem Drittel der Trockenmasse von Holz besteht. Es ist vor allem für den rauchigen Geschmack von geräuchertem Fleisch verantwortlich und findet sich auch in geröstetem Kaffee und Whisky. Allerdings ist es nicht für das Aroma, den rauchigen Geruch des Rauchfleisches zuständig. Eine andere Verbindung, Syringol, die ebenfalls durch die Pyrolyse von Lignin entsteht, liefert den Hauptbeitrag zum Geruch von geräucherten Lebensmitteln.

Also denken Sie daran, wenn Sie das nächste Mal eine gut geräucherte Chorizo genießen, dass eine ganze Reihe von chemischen Abbauprozessen stattfinden musste, damit sie so lecker wurde.

WAS ERZEUGT DEN SAUREN GESCHMACK VON SCHLECHTER MILCH?

Jeder, der seine Frühstücksflocken schon einmal versehentlich mit schlechter Milch vermischt hat, kennt diesen recht unangenehmen Geruch und Geschmack. Kein wirklicher Genuss in Ihrer morgendlichen Tasse Kaffee oder Tee – vor allem wenn Sie Pech haben und die Milch bereits das Stadium erreicht hat, in dem sie, kaum eingegossen, flockt, das heißt, sich nicht gleichmäßig verteilt, sondern kleine Klümpchen bildet.

Dass die Milch sich verändert und schlecht wird, liegt an den Bakterien, die sie von Natur aus enthält. Man könnte meinen, Milch wird nur pasteurisiert, um alle Bakterien abzutöten, aber das Hauptziel bei diesem Verfahren ist es, die Rohmilch von krankmachenden Keimen zu befreien. Die pasteurisierte Milch enthält noch immer alle möglichen Bakterien, die sich vermehren und dazu führen können, dass sie verdirbt und sauer wird. Diese Bakterien ernähren sich von Milchzucker, bekannt als Laktose, der in natürlicher Form in der Milch enthalten ist und aus dem sie zu etwa fünf Prozent besteht.

Während sich die Bakterien von Laktose ernähren, produzieren sie eine Reihe von Stoffwechselprodukten, darunter auch Milchsäure. Sicher haben Sie schon von Milchsäure gehört – sie entsteht in den Zellen Ihres Körpers, wenn dort Glukose in Abwesenheit von Sauerstoff verstoffwechselt wird, was dann passiert, wenn die Belastung durch eine körperliche Aktion immer intensiver wird und in kurzer Zeit viel Energie bereitgestellt werden muss, obwohl die Sauerstoffzufuhr nicht ausreicht. Dieser Vorgang wird als anaerobe Respiration bezeichnet. Auch der saure Geschmack von verdorbener Milch geht auf die Milchsäure zurück, ebenso wie die oben beschriebene Flockenbildung.

Kasein (oder Casein) ist der wichtigste Bestandteil des Eiweißes in der Milch. Normalerweise stoßen sich die Kasein-Moleküle gegenseitig ab, das heißt, sie schweben frei in der Lösung. Das ändert sich aber, sobald die Milch saurer wird, dann verklumpen die Moleküle allmählich und schließlich flockt das Kasein aus.

Wenn das mit Ihrer Milch im Kühlschrank passiert, ist es höchst ärgerlich, nicht aber bei der Käseproduktion. Genau durch diesen Prozess, bei dem das Kasein der Milch gerinnt, lässt sich auch Käse gewinnen. Nach dem Erhitzen der Milch und der anschließenden Zugabe von Säure (z. B. Zitronensäure) gerinnt das Eiweiß und flockt aus. Diese ausgefällten Kaseinklümpchen können dann durch Filtern aus der Flüssigkeit (der Molke) entfernt und zu Käse verarbeitet werden.

LAKTOSE

Laktose oder Milchzucker ist das Hauptkohlenhydrat in der Milch und üblicherweise mit einem Anteil von 5 % vertreten.

MILCHSÄURE

Bakterien in der Milch produzieren beim Abbau von Laktose Milchsäure, die den sauren Geschmack verursacht.

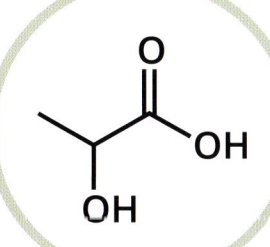

ALPHA-CASEIN
Eines der vielen Kasein-Eiweiße in der Milch

KUHMILCH BESTEHT ZU
5%
AUS EIWEISS

KASEIN MACHT
80%
DES MILCHPROTEINGEHALTS AUS

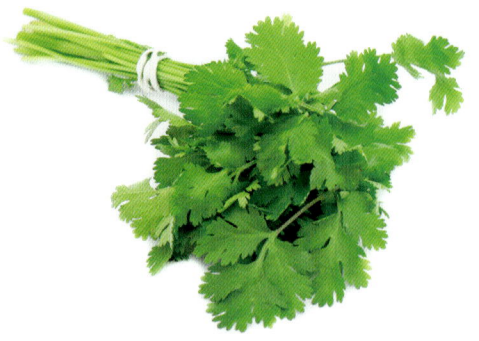

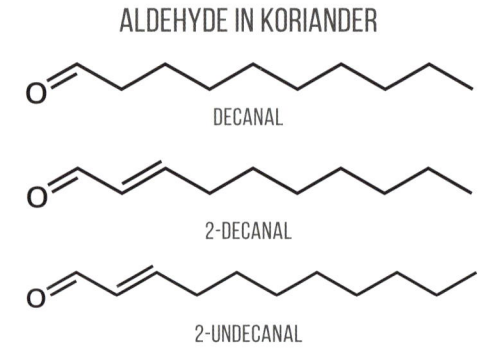

ALDEHYDE IN KORIANDER

DECANAL

2-DECANAL

2-UNDECANAL

82% — Prozentsatz der Aldehyd-Verbindungen im ätherischen Öl der Korianderblätter

 2-Decanal ist eine Aldehyd-Verbindung, die sich auch im Sekret der Stinkwanzen findet

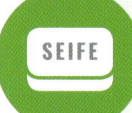 Aldehyde zählen auch zu den verwendeten Zusatzstoffen bei der Seifenherstellung

GENETISCHE URSACHE?

Die Abneigung gegen Korianderblätter könnte bereits in den für Geschmack und Geruch zuständigen Erbanlagen liegen – aber es ist unwahrscheinlich, dass sie ausschließlich genetisch bedingt ist.

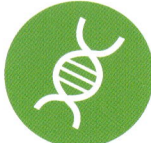  

WARUM SCHMECKT KORIANDER FÜR MANCHE MENSCHEN SEIFIG?

An dieser Gewürzpflanze scheiden sich die Geister. Die einen lieben Koriander, für andere dagegen hat er einen eher unangenehmen seifigen oder auch metallischen Geschmack. Die Ursache dafür findet sich in der chemischen Zusammensetzung der Korianderblätter, aber es können auch andere Faktoren eine Rolle spielen und letztendlich den Ausschlag geben, ob Sie ein Koriander-Fan sind oder nicht.

Chemisch betrachtet setzt sich das ätherische Öl der Korianderblätter aus rund 40 verschiedenen organischen Verbindungen zusammen, 82 Prozent davon sind Aldehyde und 17 Prozent Alkohole. Die Aldehyde sind vor allem solche mit 9 bis 10 Kohlenstoffatomen und somit diejenigen, die das Korianderaroma weitgehend bestimmen – wie auch den seifigen Geschmack, über den sich einige Leute beklagen.

Die im Koriander vorhandenen Aldehyde kommen so oder ähnlich auch in Seifen und Lotionen vor. Interessanterweise finden sich einige dieser Verbindungen auch im Sekret von Stinkwanzen, das diese absondern, wenn sie sich gestört oder bedroht fühlen. Vor diesem Hintergrund überrascht es vielleicht nicht allzu sehr, dass manche Menschen den Geruch und Geschmack von Koriander abstoßend finden.

Dennoch liegt es sicher nicht nur an der chemischen Zusammensetzung der Blätter, dass Koriander für einige nach Seife schmeckt. Vermutlich gibt es dafür eine genetische Komponente, was auch erklären würde, weshalb nicht jeder dieselbe Abscheu empfindet. Wissenschaftler fanden im Erbgut ein Gen, das für einen bestimmten Geruchsrezeptor codiert, der sehr empfindlich auf den Seifengeschmack der Aldehyde reagiert. Es scheint aber nicht das einzige zu sein, denn mehrere andere Gene wurden ebenfalls mit dieser Geschmackswahrnehmung in Verbindung gebracht.

Darüber hinaus spielt bei der Verabscheuung von Koriander wohl auch die Gewöhnung eine Rolle. Bei Menschen, die nicht mit diesem Aroma vertraut sind, erkennt das Gehirn unter Umständen die Ähnlichkeit mit Seife und könnte dann aber mit der Zeit, je öfter man das Gewürz verzehrt, neue positive Assoziationen knüpfen, sodass man den Geschmack doch mag. Auch das Zerkleinern der Blätter vor dem Verzehr kann helfen, den strengen, durch Aldehyde hervorgerufenen Geschmack abzumildern, weil diese dann, wie Studien gezeigt haben, schneller durch Enzyme abgebaut werden.

WAS HABEN DILL UND GRÜNE MINZE GEMEINSAM?

Viel haben Dill und Grüne Minze nicht gemeinsam – abgesehen davon, dass sie beide grün und Küchenkräuter sind. Dill hat einen milden, süßlichen Geschmack und Duft, während das Aroma der Grünen oder Krausen Minze eher kräftiger und mentholartig ist und häufig auch als Aromastoff in Zahnpasten verwendet wird. Trotz dieser deutlichen Unterschiede ist bei beiden derselbe Stoff, das Carvon, für den Geschmack und Geruch verantwortlich. Carvon kann als zwei einzelne optische Isomere existieren, und diese beiden haben unterschiedliche Eigenschaften.

Vor allen Dingen werden Sie sich, falls Sie nicht über das entsprechende tiefergehende chemische Wissen verfügen, fragen, was man unter dem Begriff „Isomerie" versteht. Wenn zwei Stoffe isomer sind, dann sind in den Molekülen dieser Verbindungen dieselben Atome vorhanden, und zwar von jeder Sorte gleich viele, sie sind aber anders miteinander verbunden oder angeordnet. Dieser Unterschied in der Anordnung der Atome im Molekül ist der Grund für die unterschiedlichen physikalischen und chemischen Eigenschaften der Isomere. Es gibt verschiedene Arten von Isomeren und die optische Isomerie (auch Spiegelbildisomerie) bedeutet, dass sich zwei Isomere wie Bild und Spiegelbild zueinander verhalten. Die beiden Spiegelbild-Isomere oder „Enantiomere" können nicht deckungsgleich überlagert werden. Ihre Hände sind ein perfektes Modell für nicht deckungsgleiche Spiegelbilder: Sie können Ihre linke Hand nie so auf Ihre rechte legen, dass beide genau gleich aussehen, daher passt der linke Handschuh nicht auf die rechte Hand und umgekehrt.

So haben die beiden optischen Isomere, die Enantiomere, von Carvon die gleiche Summenformel, aber das Isomer, das riecht und schmeckt wie Dill, ist das Spiegelbild des Isomers, das riecht und schmeckt wie Krauseminze. Warum führt dieser scheinbar kleine Unterschied in der Anordnung der Atome zu einem ganz anderen Geruch und Geschmack? Obwohl wir noch immer nicht die Feinheiten unseres Geruchs- und Geschmackssinns in vollem Umfang verstehen, können wir sie anhand des Schlüssel-Schloss-Prinzips erklären. Geschmacks- und Geruchsrezeptoren sind das Schloss, das nur mit bestimmten Molekülen als Schlüssel „aufgeschlossen", also aktiviert werden kann. Daher setzt ein Enantiomer von Carvon ganz bestimmte Geruchs- und Geschmacksrezeptoren in Gang, während sein Spiegelbild-Isomer wiederum andere aktiviert.

Optische Isomerie spielt auch in der Medizin eine wichtige Rolle. Der bekannteste Fall ist Contergan mit dem Wirkstoff Thalidomid, ein Medikament, das in den 1950er und 60er Jahren Schwangeren gegen die morgendliche Übelkeit verordnet wurde. Ein optisches Isomer hatte die vorteilhafte Wirkung, das andere verursachte katastrophale Missbildungen bei den Ungeborenen.

S-CARVON

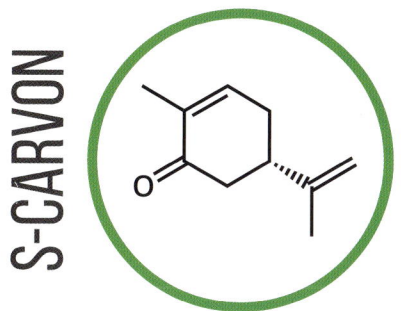
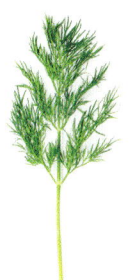

R-CARVON

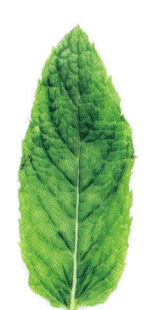
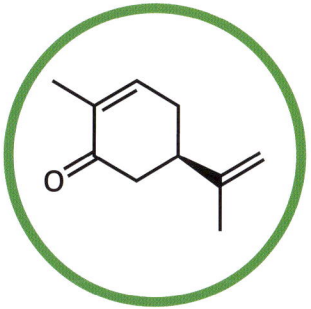

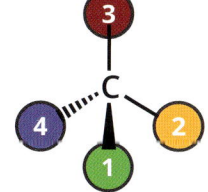
(S) ENANTIOMER

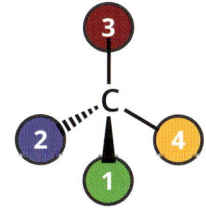
(R) ENANTIOMER

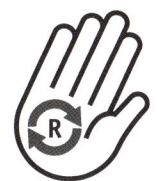

OPTISCHE ISOMERIE

Optische Isomerie tritt bei vielen organischen Verbindungen auf. Diese haben die gleiche Summenformel, Molekülmasse und ihre physikalischen Eigenschaften wie Schmelz- und Siedepunkt sind identisch. Sie unterscheiden sich oft in gutartiger Weise, z. B. im Geruch und Geschmack der Verbindung. Dennoch kann die optische Isomerie bei Arzneimitteln zu unerwünschten Wirkungen führen, ausgelöst von einem der Spiegelbild-Isomere. Ein Beispiel ist Thalidomid, der Wirkstoff von Contergan.

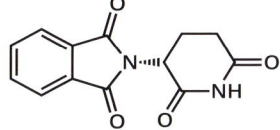
S-THALIDOMID
(teratogen, Fehlbildungen bewirkend)

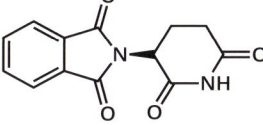
R-THALIDOMID
(sedativ, beruhigend)

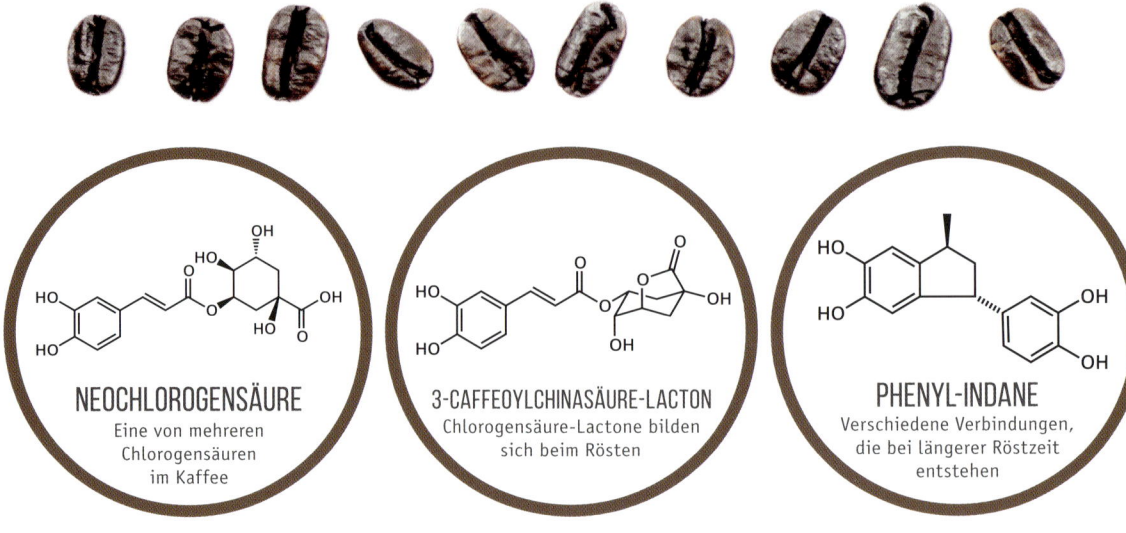

NEOCHLOROGENSÄURE
Eine von mehreren Chlorogensäuren im Kaffee

3-CAFFEOYLCHINASÄURE-LACTON
Chlorogensäure-Lactone bilden sich beim Rösten

PHENYL-INDANE
Verschiedene Verbindungen, die bei längerer Röstzeit entstehen

---

CHEMISCHE UNTERSCHIEDE IN DEN VERSCHIEDENEN RÖSTGRADEN

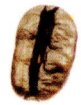 *Leichte Röstung*   *Mittlere Röstung*   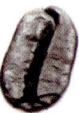 *Starke Röstung*

Hauptursache für Bittergeschmack: Chlorogensäure-Lactone

Hauptursache für Bittergeschmack: Phenyl-Indane

WAS VERURSACHT DEN BITTERGESCHMACK VON KAFFEE?

Bei Kaffee denkt man sofort auch an Koffein, den Namen der chemischen Verbindung. Koffein ist für die stimulierende Wirkung des Kaffees verantwortlich. Es ähnelt chemisch dem Adenosin, das unter anderem die Aufgabe hat, unser Gehirn vor „Überanstrengung" zu schützen, und bindet wie dieses an dieselben zerebralen Rezeptoren an. Ist Adenosin gebunden, hat es die Wirkung, dass Sie sich müde fühlen – Koffein verhindert diesen Vorgang, weil es die Adenosinrezeptoren besetzt und somit dieses nicht mehr andocken kann. Wie und wo genau das Koffein seine Wirkung entfaltet, ist gut dokumentiert, aber zum bitteren Geschmack von Kaffee trägt es relativ wenig bei. Hier kommen die anderen Verbindungen in den Kaffeebohnen ins Spiel.

Kaffee besteht aus einer Fülle von chemischen Verbindungen, die den Geschmack beeinflussen. Eine besonders gut erforschte Gruppe sind die Chlorogensäuren, die bis zu acht Prozent der Zusammensetzung von nicht gerösteten Kaffeebohnen ausmachen. Werden die Bohnen geröstet, entstehen dabei je nach Dauer und Röstgrad infolge der chemischen Reaktionen aus diesen Chlorogensäuren zunehmend verschiedene Abbauprodukte, die den Geschmack des Kaffees beeinflussen.

So geht bei mittelstark bis leicht geröstetem Kaffee die Bitterkeit vor allem auf die sogenannten Chlorogensäuren-Lactone zurück, die in den grünen Kaffeebohnen noch gar nicht vorkommen und sich erst während der Röstung aus den Chlorogensäuren bilden. Mit länger andauerndem Röstprozess zerfallen auch diese wieder, sodass in dunkler gerösteten Kaffeebohnen die Abbauprodukte der Chlorogensäuren-Lactone einen zunehmenden Einfluss auf den Bittergeschmack gewinnen. Noch intensiver als die Lactone selbst haben ihre Zerfallsprodukte, die sogenannten Phenyl-Indane, einen anhaltend herben Geschmack, was beispielsweise die Bitterkeit von Espresso erklären kann.

Wie die Forschung zeigen konnte, beeinflusst aber auch die Art des Aufbrühens den Geschmack des Kaffees. So entstehen mit Brühverfahren bei hohen Drücken und Temperaturen, wie sie zum Beispiel in einer Espressomaschine vorkommen, besonders viele und mehr Bitterstoffe als bei anderen Brühmethoden. Welche Rolle den Chlorogensäuren bei der Geschmacksbildung im Kaffee zukommt, ist ein weiterer Diskussionspunkt und bleibt unklar, weil die Forschungen noch nicht abgeschlossen sind.

WOHER KOMMT DER BITTERE UND HERBE BIERGESCHMACK?

Wenn Sie sich ein kühles zischendes Bier öffnen, werden Sie wahrscheinlich nicht viel über die Chemie nachdenken – aber es sind tatsächlich bestimmte, im Brauprozess entstandene Chemikalien, die dem Bier sowohl seine Bitterkeit als auch seinen typisch herben Geschmack verleihen.

Den Bittergeschmack machen die aus dem Hopfen gebildeten Stoffe aus. Hopfen enthält die als Alpha- und Betasäuren bezeichneten organischen Verbindungen. Es gibt fünf Hauptalphasäuren: Humulon, Cohumulon, Adhumulon, Posthumulon und Prähumulon. Durch thermische Reaktion beim Würzekochen während des Brauvorgangs isomerisieren sie zu Iso-Alphasäuren, die löslicher sind und viel zum Bittergeschmack beitragen. Um die Art und Intensität der Bitterkeit des Biers zu beeinflussen, kann man zwischen verschiedenen Hopfensorten wählen.

Die drei Hauptarten von Betasäure-Verbindungen sind Lupulon, Colupulon und Adlupulon. Sie verfügen über eine noch stärkere Bitterkeit als die Alphasäuren, aber da sie unlöslich sind, ist ihr Beitrag dennoch wesentlich geringer. Sie isomerisieren während der Gärung nicht auf dieselbe Weise wie die Alphasäuren, sondern entwickeln ihren Bittergeschmack, indem sie langsam oxidieren. Weil sie dafür eine viel größere Zeitspanne benötigen, entfalten sie ihre Wirkung immer stärker, je länger das Bier vergoren wird.

Die ätherischen Öle des Hopfens sind für den Großteil des Biergeschmacks und -aromas verantwortlich. Einige dieser Öle sind sehr volatil und gehen beim Kochen verloren. Aus diesem Grund werden sie manchmal durch eine Hopfengabe nach der Hauptgärung dem Bier wieder zugeführt. Für dieses sogenannte Hopfenstopfen (auch Kalthopfung genannt) werden besondere Aromahopfensorten verwendet, die meist als Naturhopfen (Doldenhopfen) in einem Sack (ähnlich einem Teebeutel) für einige Tage oder Wochen im fertigen Bier aufweichen.

Über 250 ätherische Öle wurden im Hopfen identifiziert. Von diesen sind Myrcen, Humulen und Caryophyllen die wichtigsten Öle, die in den höchsten Konzentrationen zu finden sind. Für das charakteristische Hopfenaroma des Biers ist vor allem Humulen verantwortlich. Amerikanische Hopfensorten enthalten meist mehr Myrcen, das für ein zitronenartiges oder harziges Aroma sorgt, während Caryophyllen zum würzigen Geschmack beiträgt.

Auch eine letzte Klasse von Verbindungen, die Ester, können eine wichtige Rolle für den Geschmack spielen. Sie sind je nach Biersorte in unterschiedlichem Maß darin enthalten – im Lagerbier nur in minimaler, im Kölsch oder Altbier dagegen in höherer Konzentration. Sie bilden sich durch die Reaktion der organischen Säuren im Hopfen mit dem Alkohol im Bier zusammen mit einem Molekül, genannt Acteyl-Coenzym A (auch im Hopfen zu finden). Als flüchtige Aromastoffe sind sie für einen fruchtigen Geschmack verantwortlich.

Verschiedene Ester verleihen verschiedene Duftnoten. Eine der häufigsten ist Ethylacetat, das in hohen Konzentrationen tatsächlich ein Aroma wie Nagellackentferner aufweist, in niedrigen dagegen wie im Bier ein fruchtiges Aroma. Isoamylacetat erinnert vom Duft her an Banane, Ethylbutanoat an tropische Früchte oder Ananas und Ethylhexanoat weist eine apfelartige, leicht in Richtung Anis gehende Duftnote auf.

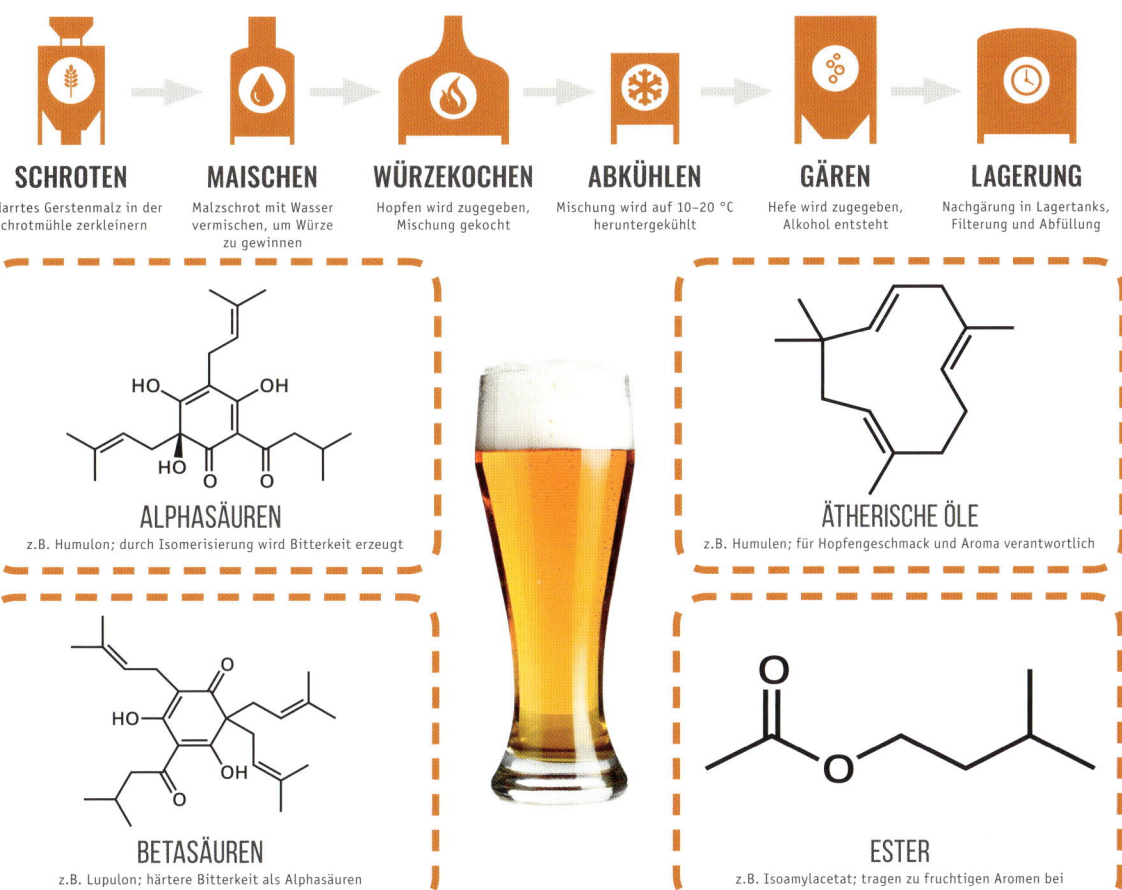

SCHROTEN
Gedarrtes Gerstenmalz in der Schrotmühle zerkleinern

MAISCHEN
Malzschrot mit Wasser vermischen, um Würze zu gewinnen

WÜRZEKOCHEN
Hopfen wird zugegeben, Mischung gekocht

ABKÜHLEN
Mischung wird auf 10–20 °C heruntergekühlt

GÄREN
Hefe wird zugegeben, Alkohol entsteht

LAGERUNG
Nachgärung in Lagertanks, Filterung und Abfüllung

GESCHMACK

ALPHASÄUREN
z.B. Humulon; durch Isomerisierung wird Bitterkeit erzeugt

ÄTHERISCHE ÖLE
z.B. Humulen; für Hopfengeschmack und Aroma verantwortlich

BETASÄUREN
z.B. Lupulon; härtere Bitterkeit als Alphasäuren

ESTER
z.B. Isoamylacetat; tragen zu fruchtigen Aromen bei

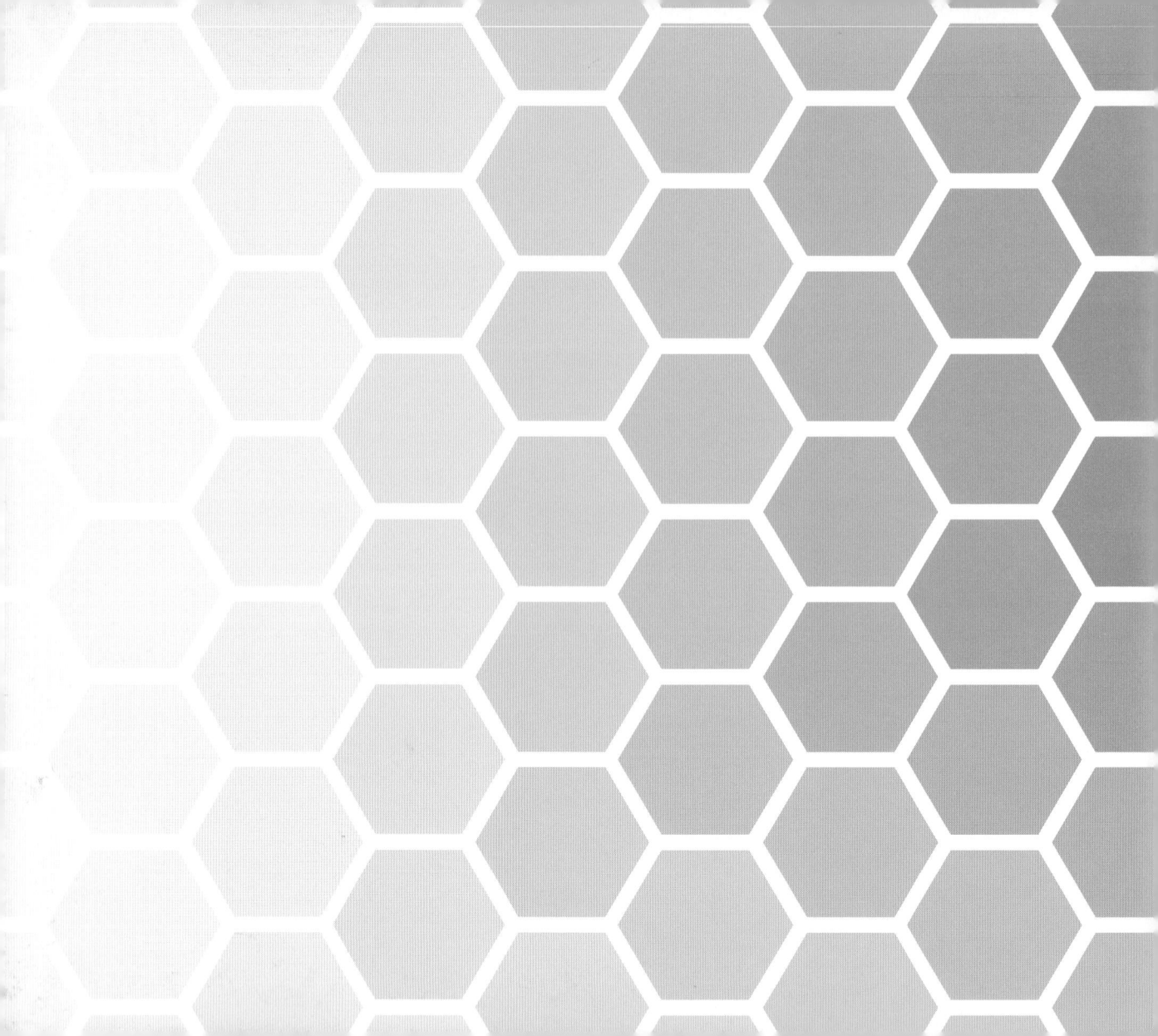

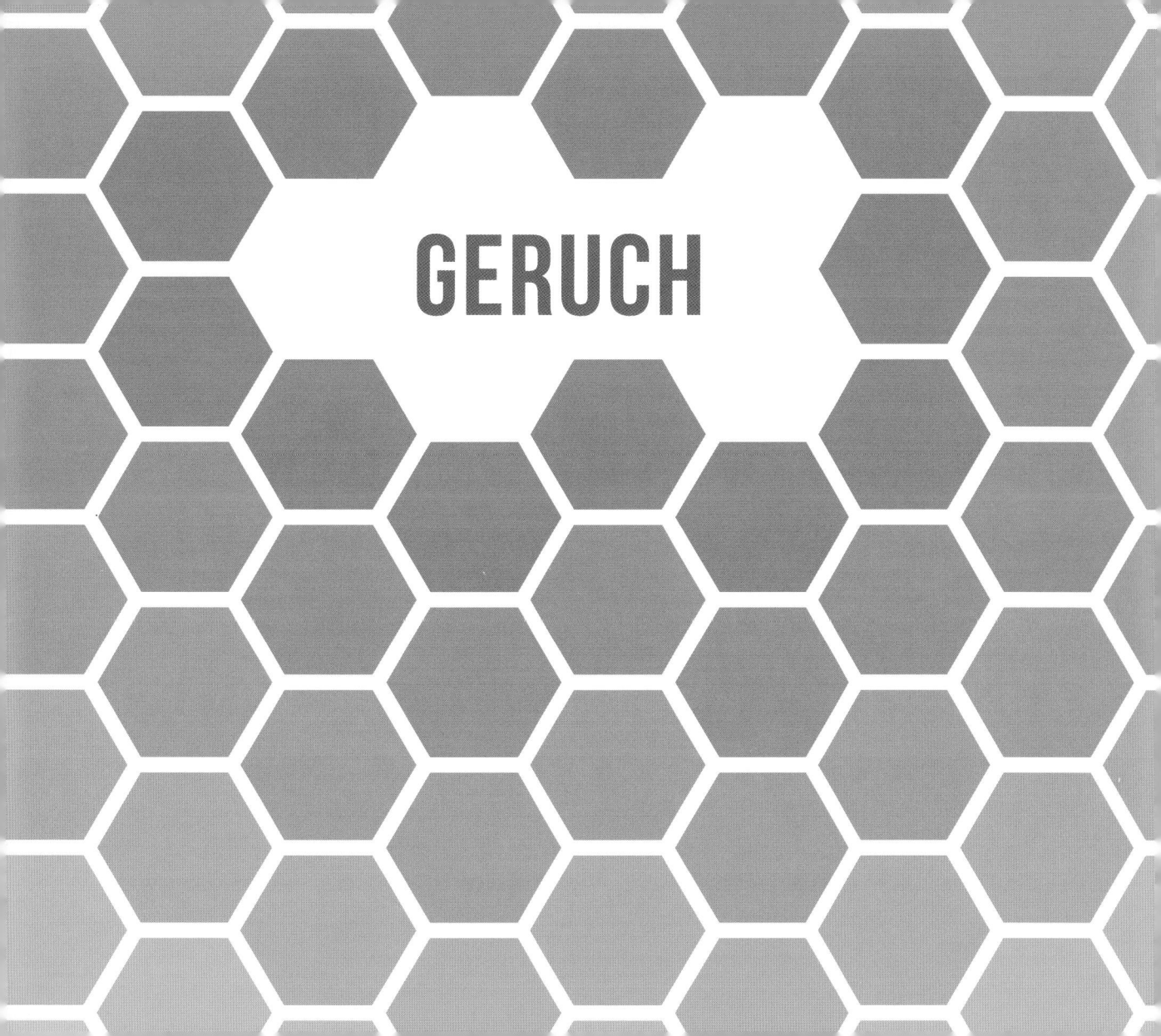

WARUM VERURSACHT KNOBLAUCH MUNDGERUCH?

Knoblauch wird häufig in der Küche verwendet, aber nach dem Genuss folgt unvermeidlich die unerwünschte „Knoblauchfahne". Ähnlich wie bei der Zwiebel sind die Chemikalien, die diese Wirkung hervorrufen, im unversehrten Knoblauch praktisch nicht vorhanden, sondern bilden sich erst, sobald er geschält und zerkleinert wird.

Erst wenn die Knoblauchzellen durch äußere Einwirkung (zum Beispiel durch Schneiden) beschädigt werden, wird ein Enzym namens Alliinase freigesetzt, das unter dem Einfluss von Luft augenblicklich mit dem in den Knoblauchzehen vorhandenen Alliin chemisch reagiert, sodass Allicin entsteht. Diese Umwandlung gehört an sich zum natürlichen Abwehrsystem der Pflanze, das sie vor schädlichen Parasiten, Pilzen oder Insekten schützt. Das typische Aroma des gehackten Knoblauchs geht hauptsächlich auf die Verbindung Allicin zurück. Da diese instabil ist, baut sich Allicin selbst ab, sodass eine Reihe von schwefelhaltigen organischen Verbindungen entstehen, darunter auch jene, die für den „Knoblauchatem" verantwortlich sind.

Wissenschaftlich wurden Diallyldisulfid, Allylmethylsulfid, Allylmercaptan und Allylmethylsulfid als die vier hauptursächlichen Verbindungen identifiziert. Einige bauen sich im Körper sehr schnell ab, andere dagegen wirken weiter. Für den vollständigen Abbau von Allylmethylsulfid braucht der Körper am längsten. Es wird im Magen-Darm-Trakt resorbiert und gelangt über die Blutbahn dann zu anderen Organen, wo es insbesondere über die Haut, die Nieren und die Lungen ausgeschieden wird, was bis zu 24 Stunden dauern kann. So verdanken wir dieser schwefelhaltigen Verbindung einen nachhaltigen Knoblauchgeruch, den wir nicht nur über den Atem ausströmen, sondern auch über Schweiß und Urin.

Also, was können Sie tun, um diese „Stink-"Wirkung zu mildern? Mit dieser Frage hat sich auch die Forschung beschäftigt und etliche Lebensmittel gefunden, mit denen sich der Knoblauchgeruch eindämmen lässt. Zu diesen gehören Petersilie, Milch, Äpfel, Spinat und Minze. Probieren Sie es einfach mit natürlicher und gesunder „Gegenkost", wenn Sie den „einsam machenden" Geruch nach dem Knoblauchverzehr schnell wieder loswerden möchten.

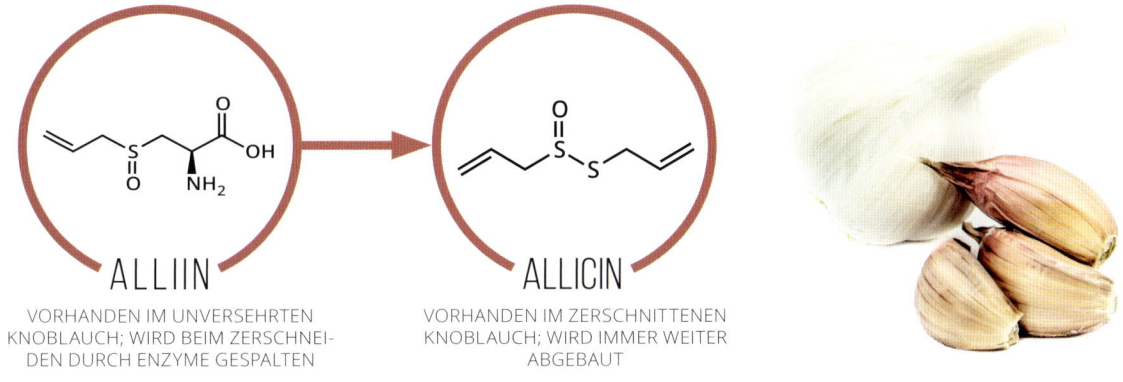

ALLIIN
VORHANDEN IM UNVERSEHRTEN KNOBLAUCH; WIRD BEIM ZERSCHNEIDEN DURCH ENZYME GESPALTEN

ALLICIN
VORHANDEN IM ZERSCHNITTENEN KNOBLAUCH; WIRD IMMER WEITER ABGEBAUT

DURCH WEITEREN ENZYMATISCHEN ABBAU ENTSTEHEN FOLGENDE VERBINDUNGEN

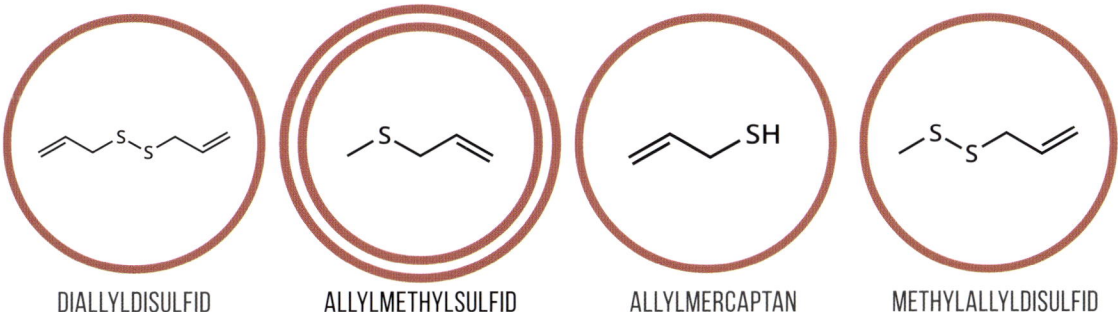

DIALLYLDISULFID — ALLYLMETHYLSULFID — ALLYLMERCAPTAN — METHYLALLYLDISULFID

ALLYLMETHYLSULFID WIRD IM KÖRPER LANGSAMER ABGEBAUT UND IST DIE HAUPTURSACHE FÜR KNOBLAUCHATEM
Es wird über den Atem, Schweiß und Urin vom Körper ausgeschieden. Die Wirkung kann bis zu 24 Stunden anhalten!

GERUCH

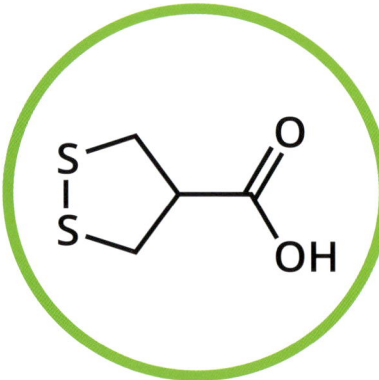

ASPARAGUSINSÄURE
(KOMMT NUR IN GEMÜSESPARGEL VOR)

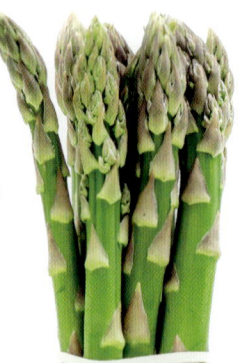

ABBAUPRODUKTE DER ASPARAGUSINSÄURE

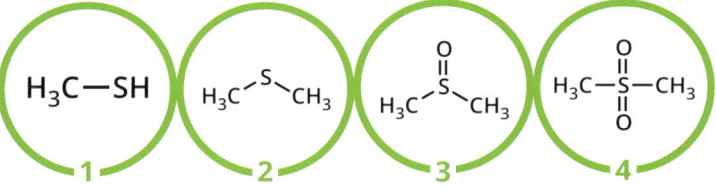

1. METHANETHIOL
2. DIMETHYLSULFID
3. DIMETHYLSULFOXID
4. DIMETHYLSULFON

ASPARAGUSINSÄURE
↓
SCHWEFELHALTIGE VERBINDUNGEN
↓
UNANGENEHMER GERUCH

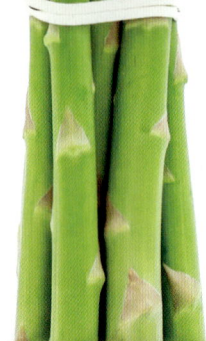
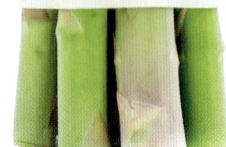

WARUM RIECHT DER URIN NACH SPARGEL?

Bestimmt ist Ihnen schon einmal nach dem Spargelessen aufgefallen, dass Ihr Urin kurze Zeit später einen eigenartigen, fast unangenehmen Geruch hatte. Es kann jedoch auch sein, dass Sie nichts dergleichen bemerkt haben, denn auch dafür gibt es eine wissenschaftliche Erklärung.

Wahrscheinlich lassen sich alle Chemikalien, die diesen Geruch verursachen, auf eine einzige chemische Verbindung zurückführen: Asparagusinsäure (die nur im Spargel vorkommt). Sie scheint die Quelle für mehrere organische Verbindungen zu sein, die dem Harn diese strenge Duftnote verleihen.

Wenn wir Spargel essen, werden beim Verdauen die darin enthaltenen Moleküle der Asparagusinsäure aufgespalten, sodass etliche schwefelhaltige Verbindungen entstehen. In Forschungsstudien wurde der Urin nach dem Spargelverzehr mittels einer Technik, der sogenannten Headspace-Gaschromatographie-Massenspektrometrie, analysiert. Headspace ist der Gasraum unmittelbar über der Flüssigkeitsoberfläche, in dem sich die leichten, flüchtigen Verbindungen aus der Probenflüssigkeit sammeln, und die Analyse dient vorwiegend zur Identifizierung von Verbindungen, die Geruch verursachen. Wie die Analyse des Post-Spargel-Urins ergab, enthält dieser mehrere Stoffe, die im normalen Urin nicht oder nur in vernachlässigbaren Mengen vorhanden sind. Primär und in tausendmal höherer Quantität als im üblichen Urin waren die Verbindungen Methaniol und Dimethylsulfid vertreten. Von den ebenfalls nachgewiesenen Substanzen Dimethylsulfoxid und Dimethylsulfon wird angenommen, dass sie für die „süßliche" Note des Aromas verantwortlich sind.

Die menschliche Nase reagiert sehr empfindlich auf Thiolverbindungen – selbst in minimaler Konzentration erkennen wir sie sofort. Nur damit Sie sich eine Vorstellung machen können, wie übel diese Thiolverbindungen riechen, sei erwähnt, dass sie auch im Drüsensekret der Stinktiere vorkommen. Also erklärt eben auch die erhöhte Konzentration dieser Verbindungen im Urin nach dem Spargelessen, warum die Wirkung so stark ist. Und lange lässt sich die Spargelmahlzeit nicht verheimlichen, denn der strenge Geruch macht sich gleich beim ersten WC-Besuch, das heißt bereits nach 15 bis 30 Minuten bemerkbar.

Allerdings nicht bei jedem, denn am Spargel-Urin scheiden sich die Geister. Weder die Fähigkeit, den typischen Geruch wahrzunehmen, noch die, ihn zu produzieren, ist bei allen Menschen gleich. Wie die Forschung anhand von Studien belegen konnte, waren zwei von 31 Menschen nicht in der Lage, einen Geruchsunterschied beim Urin nach dem Spargelkonsum zu erkennen. Zuerst ging man davon aus, dass jeder diesen Geruch produziert, aber nur einige ihn riechen können. Doch dann stellte sich heraus, dass nur etwa 43 Prozent der Menschen den Spargel so verdauen, dass dabei geruchsintensive Abbauprodukte im Urin entstehen – bei der anderen Hälfte der Menschheit „stinkt" tatsächlich nichts beim Toilettengang.

WARUM RIECHT DIE DURIAN-FRUCHT SO SCHRECKLICH ÜBEL?

Der Durianbaum ist eine ursprünglich in Thailand, Malaysia, Vietnam und Indonesien angebaute Pflanze, und seine Frucht, die Durian, wird gemeinhin nicht umsonst als Stink-, Kotz- oder Käsefrucht bezeichnet, denn ihr Geruch ist absolut widerlich. Die etwa kokosnussgroße Frucht hat eine Schale mit holzartigen großen Stacheln und wird als Obst verwendet. Ihr Fruchtfleisch schmeckt angenehm süß und cremig, aber ihr Geruch wird als weniger köstlich klingende Mischung aus Zwiebel, Käse und vergammeltem Fleisch beschrieben. Er ist so schlimm, dass im südostasiatischen Raum häufig die Mitnahme und der Verzehr der Früchte in öffentlichen Verkehrsmitteln, Flugzeugen und Hotels verboten ist.

Die Ursache für den üblen Geruch liegt in der Durian selbst und besteht aus einer Mischung von flüchtigen organischen Chemikalien. Diese können nach ihrem Verdünnungs- oder FD-Faktor (*flavour dilution factor*) gestaffelt werden, der angibt, wie stark der flüchtige Aromastoff verdünnt werden muss, bis man ihn nicht mehr riecht, und somit auch, welche Wichtigkeit ihm innerhalb des Gesamtaromas zukommt. Je höher der FD-Faktor, desto geruchsintensiver ist der Aromastoff.

Zu den intensivsten zählen:

- 2-Methylbuttersäureethylester (oder Ethyl-2-methyl-butanoat), FD-Faktor 16384, fruchtiger Geruch.
- Zimtsäureethylester (oder Ethylcinnamat), FD-Faktor 4096, Honig-Geruch.
- 1-(Ethylsulfanyl)ethanethiol, FD-Faktor 1024, Röstzwiebel-Geruch.

Aber es gibt noch weitere, nicht minder geruchsaktive Verbindungen wie das „stinkige" 3-Methyl-2-buten-1-thiol, der Schwefelwasserstoff mit seinem typischen Geruch von faulen Eiern, 1-Propanthiol, dessen Geruch als faulig oder stinkfruchtartig beschrieben wird, und eine Reihe von anderen schwefelhaltigen organischen Verbindungen, deren Geruch kaum überraschend als schwefelartig empfunden wird.

Doch falls Sie der Geruch nicht vom Verzehr abhält, könnte Sie die Durian vor ein weiteres Problem stellen, vor allem wenn Sie die Frucht mit Alkohol hinunterspülen. Es gibt Hinweise darauf, dass die Schwefelverbindungen in der Durian störende Auswirkungen auf die Aldehyd-Dehydrogenasen (ALDH), eine für den Abbau von Acetaldehyd im Körper verantwortliche Gruppe von Enzymen, haben. Acetaldehyd ist eine beim Stoffwechsel von Alkohol im Körper gebildete Verbindung, auf die wir später noch näher eingehen. Durian kann den Abbau des Alkohols bis zu fast 70 Prozent verhindern, sodass er sich zunächst einmal über längere Zeit im Körper nur aufbauen kann.

Die letzte Gefahr liegt nicht in, sondern um die Durian und betrifft im Wesentlichen ihre stachelige Schale. Die saftige und sehr große Frucht mit den spitzen Stacheln auf der harten Schale ist bekannt dafür, dass sie oft vom Baum direkt auf die Farmer fällt und schwere Verletzungen verursacht.

50 Verbindungen, die zum Geruch der Durian beitragen	 Verboten in öffentlichen Verkehrsmitteln in Singapur	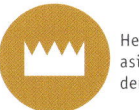 Heißt in Südostasien „König der Früchte"	 Frucht mit strengem Geruch, die entweder geliebt oder gehasst wird

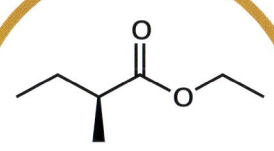

2-METHYLBUTTERSÄURE-ETHYLESTER
„fruchtiger" Geruch

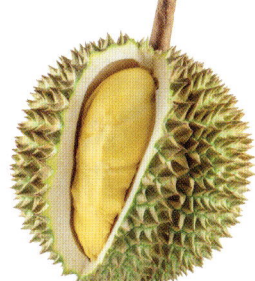

1-(ETHYLSULFANYL)ETHANETHIOL
„Röstzwiebel"-Geruch

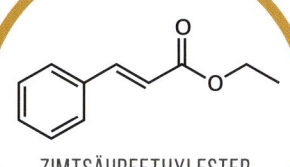

ZIMTSÄUREETHYLESTER
„Honig"-Geruch

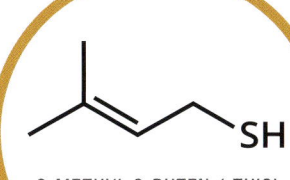

3-METHYL-2-BUTEN-1-THIOL
„Stinktier"-Geruch

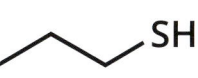

1-PROPANTHIOL
„fauliger" oder „Stinkfrucht"-Geruch

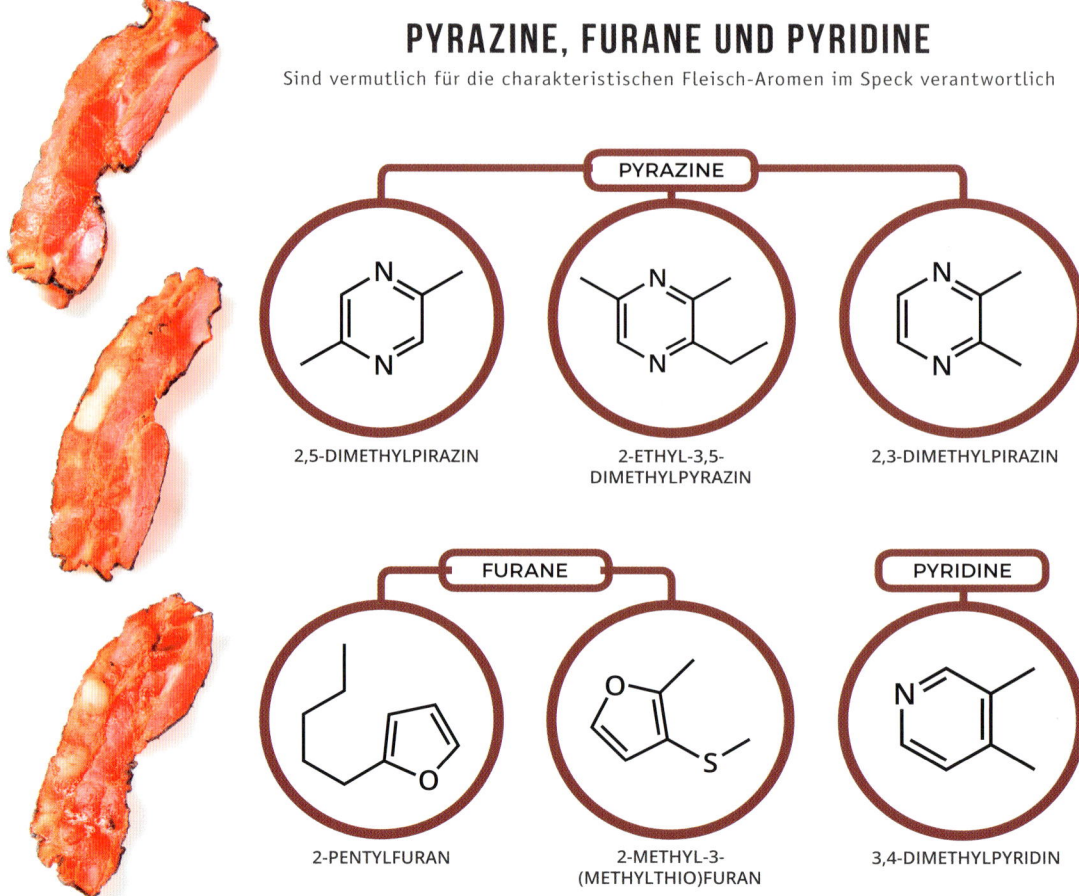

WARUM DUFTET GEBRATENER SPECK SO LECKER?

Wenn es am frühen Morgen in der Pfanne brutzelt und sich langsam der Geruch von gebratenem Speck ausbreitet, können sich viele Menschen kein besseres Geruchserlebnis vorstellen. Dieser köstliche Duft geht von bestimmten flüchtigen chemischen Verbindungen aus, die sich beim Braten bilden.

Trotz dieser Beliebtheit sind die komplexen chemischen Reaktionen, die hinter dem Wohlgeruch von bratendem Speck stecken, nur spärlich erforscht. Als dieses Buch verfasst wurde, gab es in der Tat nur eine Studie von 2004, die sich speziell auf die für das Aroma zuständigen Verbindungen im gebratenen Speck konzentrierte. Es handelte sich dabei um einen Vergleich zwischen beim Rösten von Speck und beim Braten von Schweinerücken freigesetzten Aromastoffen. Dazu wurde das Fleisch gebraten, zerkleinert und dann mit Stickstoff begast, um alle flüchtigen organischen Verbindungen, die freigesetzt werden, zu sammeln. Die Sammlung der freigesetzten flüchtigen Verbindungen ergab, dass diese zum Teil auf die Maillard-Reaktion zurückgehen, bei der durch Hitzeeinwirkung die reduzierenden Zucker im Nahrungsmittel mit Aminosäuren reagieren, sodass Duftstoffe entstehen. Im Fall von geräuchertem Speck kann beim Erhitzen darüber hinaus auch das fürs Pökeln verwendete Nitrit mit den Fettsäuren und Fetten reagieren, was dann zu einem höheren Anteil an stickstoffhaltigen Verbindungen führt.

Also welche Stoffe geben dem Speck sein Aroma? Die Wissenschaft bietet eine ellenlange Liste der gefundenen flüchtigen Verbindungen an, die dafür in Frage kommen. Sowohl im Speck- als auch im Schweinefleischaroma wurden Kohlenwasserstoffe, Alkohole, Ketone und Aldehyde in großen Mengen gefunden, obwohl nicht unbedingt alle zum wahrgenommenen Geruch beitragen müssen. Allerdings fand man auch einige nur im Speck vorhandene Verbindungen, von denen man nun annimmt, dass sie für sein Aroma eine wichtige Rolle spielen.

Es handelte sich bei allen um stickstoffhaltige Verbindungen, darunter auch 2,5-Dimethylpyrazin, 2,3-Dimethylpyrazin, 2-Ethyl-5-methylpyrazin, 2-Ethyl-3,5-dimethylpyrazin. Obwohl sich herausstellte, dass keine dieser Verbindungen allein den genauen Speckgeruch hatte, lag die Vermutung nahe, dass sie zusammen und in Kombination mit anderen flüchtigen Verbindungen für das typische Aroma sorgen. Neben diesen wurden noch weitere Fleisch-Aroma-Verbindungen isoliert, die bereits zuvor aus anderen Fleischsorten identifiziert worden waren. Darunter waren Verbindungen wie 2-Pentylfuran, eine sauerstoffhaltige organische, und 3,4-Dimethylpyridin, eine weitere stickstoffhaltige.

Zumindest erhalten wir dank dieser Forschung eine Vorstellung von einigen der beitragenden Aromastoffe. Es ist sicher nicht das ganze Bild und wahrscheinlich sind noch etliche Studien erforderlich, um die präzise Kombination von Verbindungen zu identifizieren. Doch inwieweit dieser Duft verlockend wirkt, ist von Mensch zu Mensch verschieden und kann nicht chemisch erklärt werden. So unglaublich es klingen mag, es soll Leute geben, die diesen Geruch nicht lieben!

WARUM RIECHT DER FISCH NACH FISCH?

Obwohl Fische einen köstlichen Geschmack haben, hält viele der Geruch, der sich bei nicht ganz fangfrischen Fischen zunehmend verstärkt, vom ungetrübten Genuss ab. Und nicht nur davon, denn wenn Sie mit Fisch hantieren, bleibt der penetrante Geruch oft an den Händen haften, wie jeder, der einmal an der Fischtheke gearbeitet oder Fisch zubereitet hat, bestätigen kann. Doch was verursacht diesen scheußlichen Geruch?

Die chemische Verbindung, die den Geruch tatsächlich bewirkt, ergibt sich aus dem natürlichen Lebensraum der Salzwasserfische. Im Durchschnitt enthält Meerwasser etwa 35 Gramm Salz pro Liter. Osmose ist der Vorgang, bei dem Wassermoleküle vom Ort einer höheren Konzentration zum Ort einer niedrigeren Konzentration „wandern" (genauer: diffundieren), sodass die Zellen der Fische, um das Niveau ihres Zellwassers zu erhalten, Substanzen bilden, die sogenannten Osmolyte, die in den Zellen löslich sind und so für Volumenausgleich sorgen. Der Haupt-Osmolyt bei Fischen ist Trimethylaminoxid.

Wie kann man den Fischgeruch eindämmen und vor allem wieder loswerden, wenn er nach dem Kochen an den Händen haftet? Hier lässt sich schon mit ganz einfacher Chemie Abhilfe schaffen. Amine wie Trimethylamin sind alkalische Substanzen und das bedeutet, dass sie von Säuren neutralisiert werden. Am häufigsten wird eine Reinigung mit frischer Zitrone – Saft, Scheiben oder Schale – empfohlen, aber prinzipiell eignet sich jedes andere säurehaltige Lebensmittel wie etwa Tomatensaft genauso.

Wenn Sie Fischgeruch nicht ausstehen können, müssen Sie sich erst einmal gedanklich in die Lage von Patienten versetzen, die an Trimethylaminurie, dem Fischgeruch-Syndrom erkrankt sind. Diese seltene Stoffwechselerkrankung bedeutet, dass der Körper aufgrund eines Enzymdefizits unfähig ist, Trimethylamin in der Leber zum geruchlosen Trimethylaminoxid zu oxidieren, es vielmehr ansammelt und abnorme Mengen über Schweiß, Urin und Atem absondert, wodurch die Betroffenen mit gutem Recht sagen können, dass ihnen ihr Leid mit dem Fischgeruch bis zum Himmel stinkt.

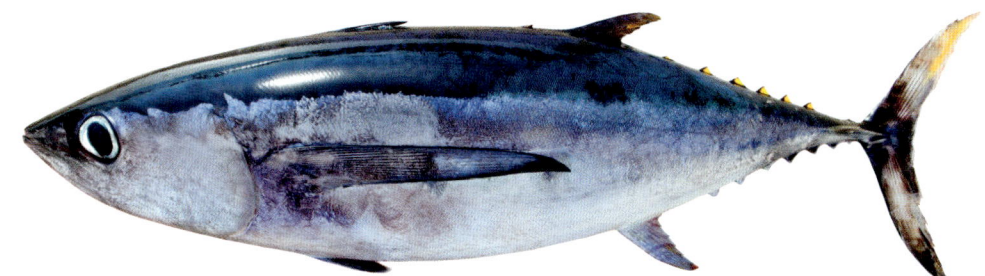

GERUCH

BAKTERIEN UND FISCHENZYME

Bauen TMAO zu einer Anzahl von Verbindungen ab.

Über den Trimethylamin-Gehalt lässt sich die Frische von Fisch bestimmen.

TRIMETHYLAMINOXID
(TMAO)

→

TRIMETHYLAMIN
Hauptursache für Fischgeruch

DER „MODRIGE" GESCHMACK DER SÜSSWASSERFISCHE

Süßwasserfische enthalten viel geringere Mengen an Trimethylaminoxid und weisen keinen so starken Geruch auf. Sie können jedoch aufgrund der vorhandenen Verbindungen Geosmin und 2-Methylisoborneol einen modrigen, erdigen Geschmack bekommen.

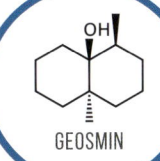

GEOSMIN

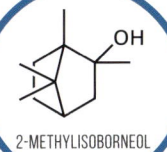

2-METHYLISOBORNEOL

GERUCH

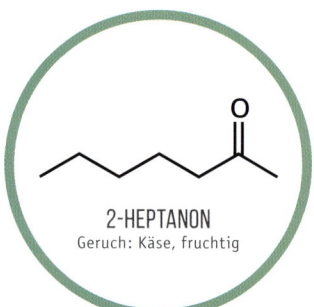
2-HEPTANON
Geruch: Käse, fruchtig

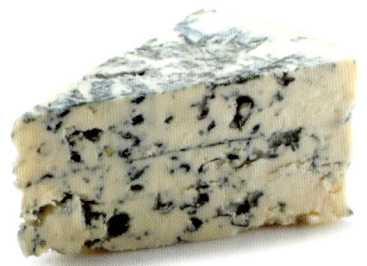

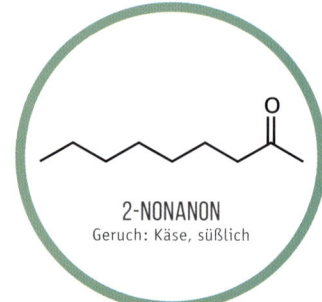
2-NONANON
Geruch: Käse, süßlich

DIE UNTERSCHIEDLICHEN GERÜCHE DER VERSCHIEDENEN BLAUSCHIMMELKÄSE

Jeder Blauschimmelkäse riecht anders, je nachdem in welcher Konzentration die den Geruch verursachenden Chemikalien enthalten sind. Hier sehen Sie einige der wichtigsten Geruchsstoffe in verschiedenen Käsesorten (die Hautkomponenten sind fettgedruckt):

STILTON	GORGONZOLA	ROQUEFORT
2-HEPTATON	**2-NONANON**	**2-HEPTANON**
2-BUTANON	2-HEPTANON	**2-NONANON**
2-PENTANON	2-UNDECANON	2-PENTANON

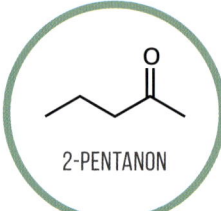
2-PENTANON

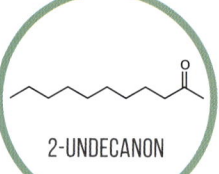
2-UNDECANON

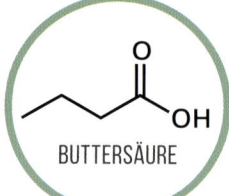
BUTTERSÄURE

ANDERE KÄSE-GERUCHSSTOFFE

Es gibt noch etliche Chemikalien, die beim Käsegeruch mitwirken können und oft auch an anderer Stelle zu finden sind. Buttersäure zum Beispiel ist ein Bestandteil im Geruch von Erbrochenem.

WAS VERURSACHT DEN STRENGEN GERUCH VON BLAUSCHIMMELKÄSE?

Von allen Käsesorten, deren Geruch man zwischen Gestank und würzigem Duft einordnet, riecht Blauschimmelkäse mitunter am markantesten. Natürlich ist das Aroma von einem Stück Roquefort oder Gorgonzola nicht zu verachten, aber warum ist der Geruch dieser Käse so viel strenger als der eines Emmentalers?

Blauschimmelkäse verdankt sein Aussehen und Aroma der Art von Schimmelpilz, die ihn bei der Käseherstellung gewollt befällt. Diese Schimmelpilzart, die in den noch unreifen Käse eingebracht wird, gehört zur Gattung der Pinselschimmel (Penicillium) und spielt auch bei der Produktion von Penizillin eine Rolle. Meist handelt es sich um *Penicillium roqueforti*, benannt nach der französischen Stadt Roquefort, das aber nicht nur dem Roquefort, sondern auch dem englischen Blue Stilton oder dem dänischen Danablu (Danish Blue) zugesetzt wird. Zuerst wird der junge Käse mit dem Schimmel geimpft und muss dann, während er reift, immer wieder mit Metallnadeln durchstochen oder „pikiert" werden, damit Sauerstoff ins Innere gelangt und der Pilz gedeihen kann. Auf diese Weise entstehen auch die typischen grünen und blauen Adern, die durch den Blauschimmelkäse laufen.

Während des Wachstums im Käse produziert der Schimmel Enzyme, die durch Fettsäureabbau die Entstehung einer Gruppe von Verbindungen, n-Methylketone genannt, bewirken. Es gibt eine große Anzahl von Verbindungen, die so erzeugt werden können und zu dieser Gruppe gehören, doch was Geschmack und Geruch anbelangt, sind 2-Heptanon und 2-Nonanon die wichtigsten. Bei beiden wird der Geruch einfach als „Blauschimmelkäse" beschrieben.

Diese Stoffe kommen je nach Käsesorte in unterschiedlichen Mengen vor. Bei Roquefort sind alle beide die vorwiegend vertretenen, bei Stilton liegt 2-Heptanon und bei Gorgonzola 2-Nonanon vorne. Auch 2-Pentanon, das ein als „malzig und fruchtig" beschriebenes Aroma hat, findet sich in größerer Menge im Stilton. Das erklärt auch, wieso nicht alle Blauschimmelkäse gleich riechen.

Beim Käsegeruch muss zu guter Letzt auch der Parmesan Erwähnung finden. Hier spielt für das Gesamtaroma die Buttersäure eine wichtige Rolle. Diese Verbindung tanzt unglücklicherweise auf zwei Hochzeiten, denn sie ist ebenso der Hauptgeruchsstoff von Erbrochenem. Interessant (oder vielleicht auch eklig) war das Ergebnis eines Blindtests, bei dem die Probanden mit verbundenen Augen an einer Mischung aus Buttersäure und einer anderen Verbindung, Isovaleriansäure, schnuppern durften. Sie fanden den Geruch sehr angenehm, als man ihnen versicherte, er stamme von Parmesankäse, denselben dagegen völlig abstoßend, sobald man ihnen erzählte, dass sie gerade an Erbrochenem riechen würden.

WARUM BEKOMMT MAN VON BOHNEN BLÄHUNGEN?

Dass Bohnen Blähungen verursachen, steht außer Frage und wir wissen bereits beim Essen, dass wir gemäß dem Spruch „Jedes Böhnchen gibt ein Tönchen" mit unliebsamen Folgen zu rechnen haben. Das liegt an ihrer chemischen Zusammensetzung und vor allem daran, was nach dem Bohnenverzehr mit diesen Chemikalien in unserem Darm passiert.

Bohnen enthalten eine bestimmte Art von Zuckern, genannt Oligosaccharide oder Mehrfachzucker. Sie sind wie die Polysaccharide (Vielfachzucker) – langkettige Saccharid- oder Zuckermoleküle, also Verbindungen mehrerer bzw. vieler Monosaccharide (Beispiele für Monosaccharide sind Fruktose, Glukose und Dextrose).

Besonders reichlich in Bohnen vorhandene Oligosaccharide sind die Raffinose und die Stachyose. Da es sich bei beiden um sehr große Moleküle handelt, sind sie besonders unempfindlich gegen Verdauung und können von den dafür zuständigen Enzymen im Magen und Dünndarm nicht genügend gespalten werden. So wandert der fast unverdaute Rest in den Dickdarm.

Dort wird er schon von unzähligen Dickdarmbakterien – unserer „Darmflora" – erwartet, die sofort über ihn herfallen. Sie schaffen das, was unserem Verdauungssystem nicht gelungen ist, und zerlegen ihn in kleinste Bestandteile – allerdings produzieren sie dabei eine ganze Reihe von Gasen, die Kohlendioxid und Wasserstoff enthalten. Und schließlich kann es dazu führen, dass auch Gase wie Schwefelwasserstoff (sowie Methanthiol und Dimethylsulfid) entstehen, die als besonders unangenehm riechende Chemikalien in den Flatulenzen unseren Körper wieder verlassen. Aber Bohnen sind nicht die einzige Gemüsesorte, die diese Wirkung hervorrufen kann. Zwiebeln, Knoblauch, Blumenkohl, Kohl und Rosenkohl sind unter vielen anderen weitere Vertreter, die Oligo- oder Polysaccharide enthalten und unserer Verdauung damit ein Problem bescheren.

Doch Oligosaccharide tragen, wie es aussieht, nicht einmal die ganze Schuld. Vermutlich stellen die Proteine und Polysaccharide, die als Cellulose in den Pflanzenzellen vorkommen, für unser Verdauungssystem ein ähnliches Problem dar, sodass auch durch sie im Dickdarm Gase entstehen … und wir wissen ja, wie es von da an weitergeht.

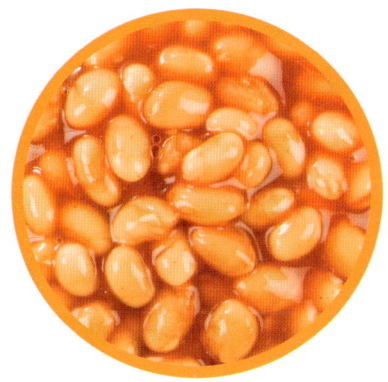

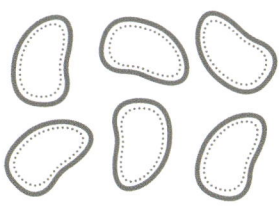

BAKTERIEN

Bauen Oligosaccharide ab, die der Körper enzymatisch nicht aufspalten kann, und erzeugen flüchtige Schwefelnebenprodukte.

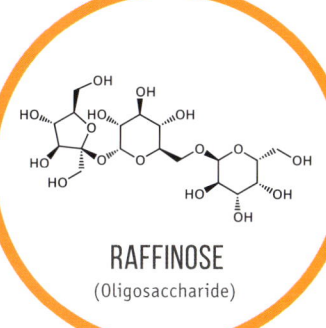

RAFFINOSE
(Oligosaccharide)

DIE DEN GERUCH VERURSACHENDEN CHEMISCHEN BESTANDTEILE IM FLATUS

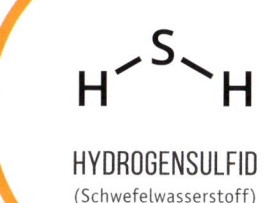

HYDROGENSULFID
(Schwefelwasserstoff)
riecht nach Schwefel und faulen Eiern

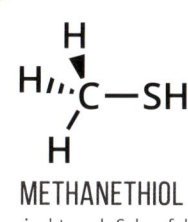

METHANETHIOL
riecht nach Schwefel und Knoblauch

DIMETHYLSULFID
riecht nach Kohl und Schwefel

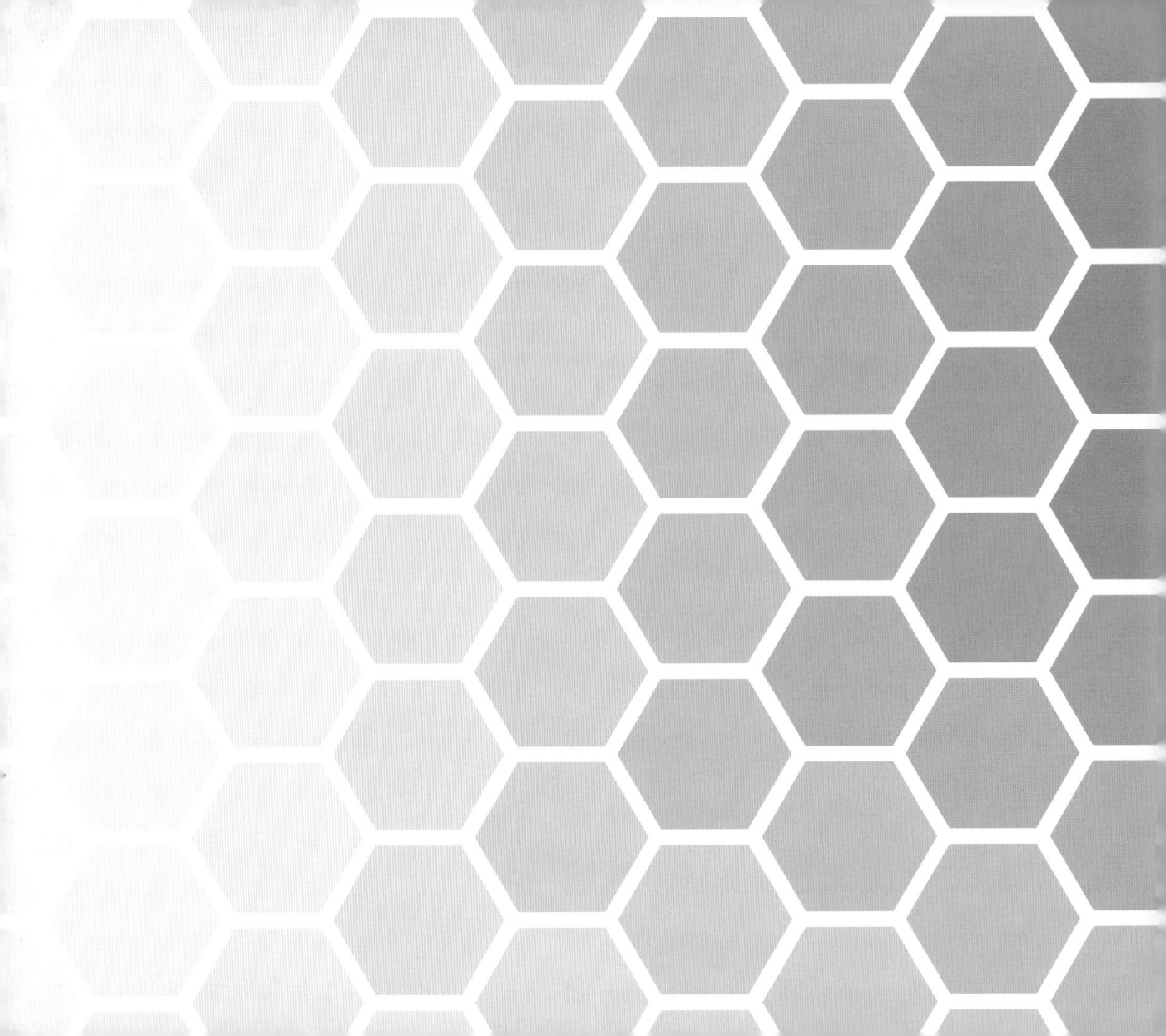

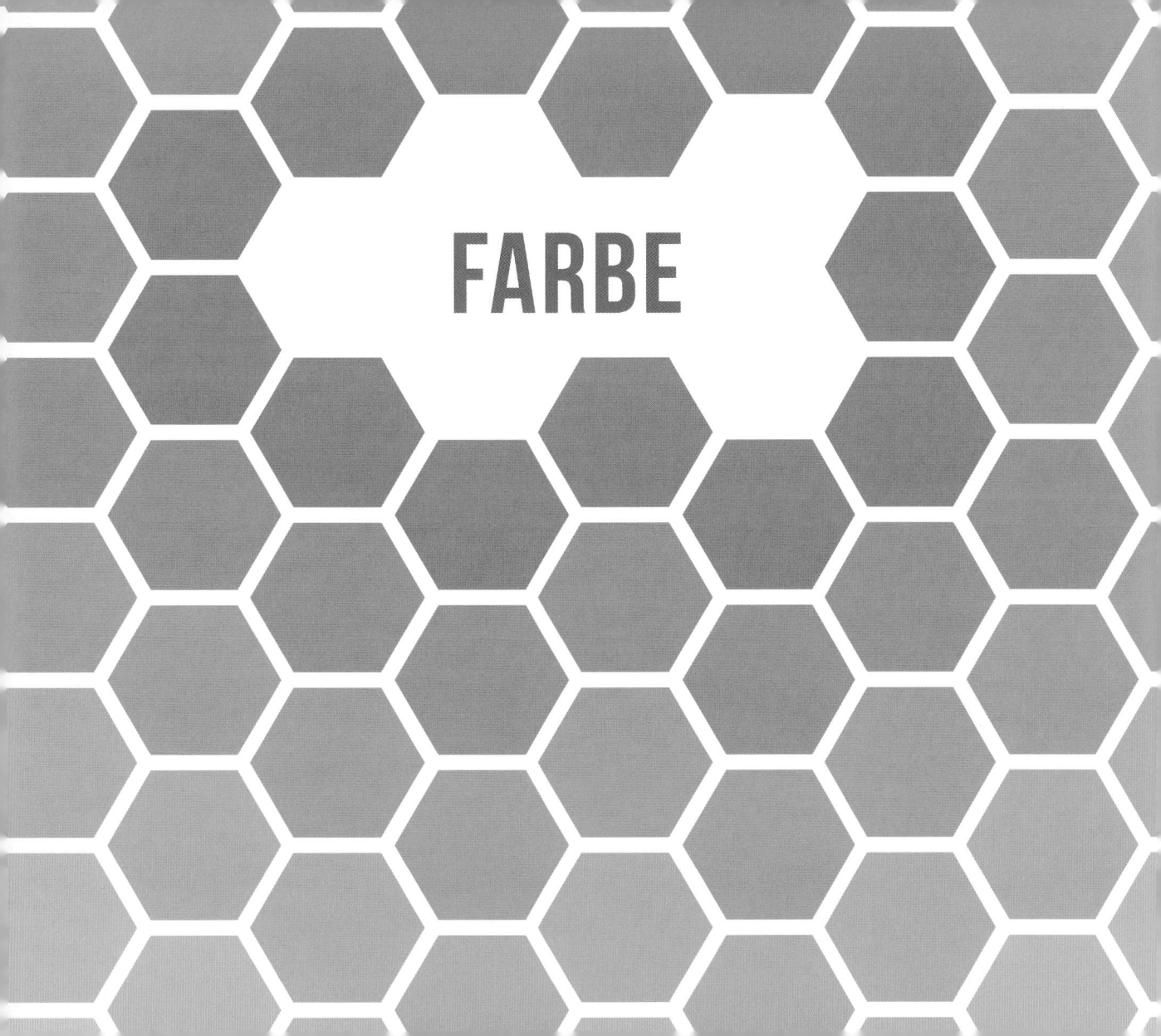

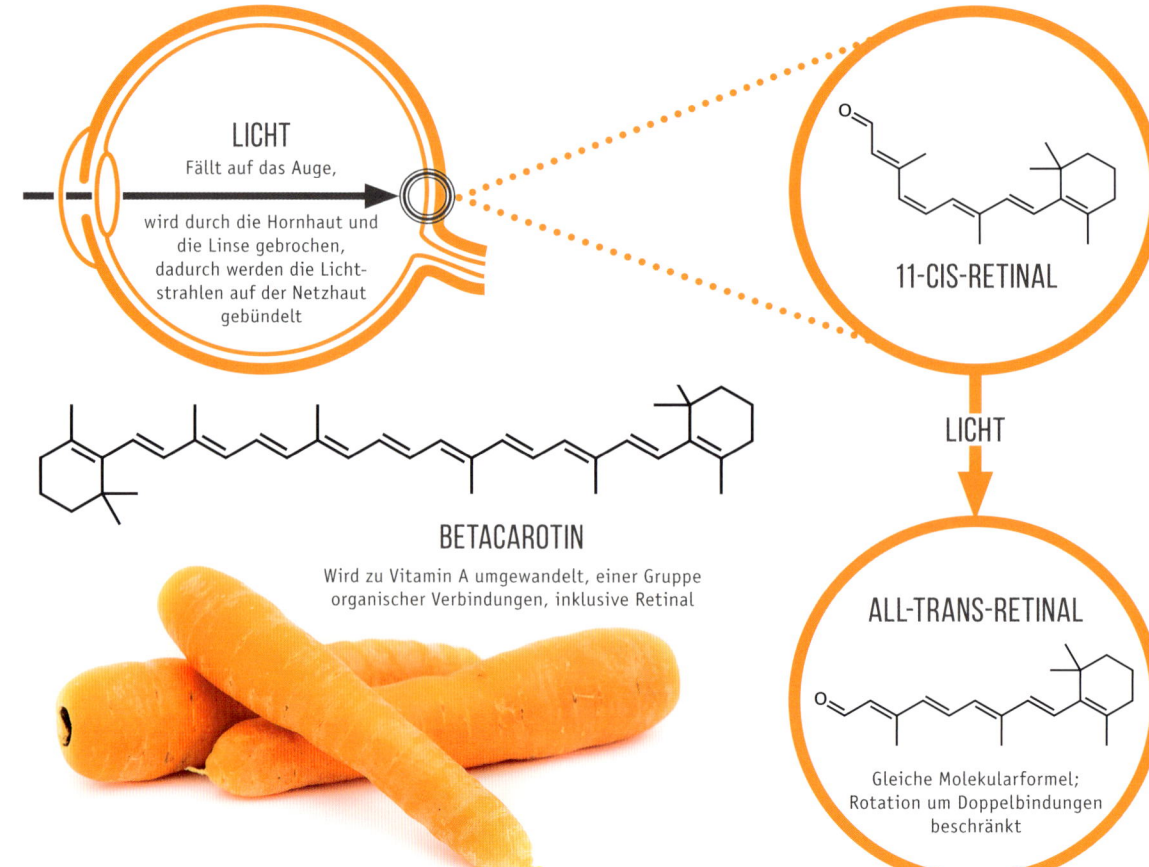

KÖNNEN KAROTTEN UNSERE NACHTSICHT VERBESSERN?

Was steckt hinter der weit verbreiteten Behauptung, dass Karotten unser Sehvermögen und besonders unsere Nachtsicht verbessern? Vielleicht soll sie nur Eltern helfen, ihren Kindern das unbeliebte Gemüse mit einem guten Argument aufzuzwingen. Am besten werfen wir einen genauen Blick auf ihre chemischen Inhaltsstoffe und prüfen, was mit diesen in unserem Körper geschieht.

Die orange Farbe der Karotten stammt von einem Inhaltsstoff, von dem sie besonders viel haben, dem Betacarotin. Es bewirkt aufgrund seiner Molekülbindungen, die bestimmte Wellenlängen des sichtbaren Lichts absorbieren können, dass nur die Wellenbereiche reflektiert werden, die wir als orange Farbe wahrnehmen. Das mit der Nahrung aufgenommene Betacarotin wird vom Körper in der Leber zu Vitamin A umgewandelt.

Vitamin A ist eigentlich eine kleine Gruppe von Verbindungen mit sehr ähnlichen chemischen Strukturen. Zu diesen zählt die Verbindung Retinal, die für das Sehen bei Menschen und Tieren die chemische Grundlage bildet. Retinal bindet kovalent (fest) an Proteine in der Netzhaut und absorbiert sichtbares Licht ebenfalls stark. In dieser Verbindung (Rhodopsin oder Sehpurpur genannt) liegt Retinal in der Konfiguration als 11-cis-Retinal vor. Bereits die Lichtabsorption eines einzigen Photons mit entsprechender Wellenlänge reicht aus, um das Retinalmolekül durch Isomerisierung in ein anderes Isomer, das all-trans-Retinal, umzuwandeln. Als solches trennt es sich von der Proteinkomponente und löst dabei einen Vorgang aus, durch den die Lichtsignale in elektrochemische Signale umgewandelt werden, die über den Sehnerv in unser Gehirn geleitet und dort interpretiert werden.

Die Behauptung, dass Karotten zu besserem Sehen verhelfen, scheint nicht nur wahr, sondern sogar wissenschaftlich begründet zu sein. Retinal ist für das Sehvermögen äußerst wichtig, und das kann unser Körper aus dem Betacarotin in den Karotten herstellen. Allerdings werden Sie durch den Verzehr von Karotten, egal wie viele Sie täglich essen, Ihre Sehkraft nur dann verbessern, wenn Sie an einem Vitamin-A-Mangel leiden, weil die Leber das überschüssige Betacarotin einfach speichert, bis es benötigt wird, und zudem bereits geringe Mengen davon genügen, um die Sehaufgaben zu unterstützen. Mit einer Karotte am Tag kann Ihr Körper den gesamten Bedarf an Betacarotin abdecken.

Vielleicht wurzelt die ganze Idee aber auch in einer britischen Propagandakampagne aus dem Zweiten Weltkrieg. Nachdem es der Royal Air Force dank eines neuen und geheimen Radarsystems gelungen war, deutsche Flieger reihenweise abzuschießen – und das bei Nacht und Nebel –, begründete sie die hervorragende Nachtsicht ihrer Piloten mit deren ausgiebigem Karottenverzehr. Obwohl kein Fünkchen Wahrheit dahintersteckte und die Kampagne nur die Geheimhaltung des Radarsystems vor den Deutschen sicherstellen sollte, war sie unglaublich erfolgreich und wird bis heute noch als Beweis zitiert, dass Karotten bei Nachtblindheit der Schlüssel zum Erfolg sind.

Doch übermäßiger Karottenverzehr kann auch weniger gute Folgen haben. Wenn es dadurch (und nicht krankheitsbedingt) zu einem stark erhöhten Carotinspiegel im Blut kommt, geht dieser oft mit einer Gelbfärbung der Haut einher, die sich vorwiegend auf den Handtellern und Fußsohlen zeigt. Es gibt dafür sogar eine medizinische Bezeichnung: Carotinosis.

WARUM KANN ROTE BETE DEN URIN VERFÄRBEN?

Ob als Saft, roh oder gekocht – die Rote Bete ist ein beliebtes und gesundes Gemüse, das uns allerdings nach dem Verzehr mit einem besonderen Effekt überraschen kann: Der Urin ist rot gefärbt. Dabei ist aber nicht gesagt, dass dieses Phänomen zum einen unbedingt und zum anderen bei jedem nach dem Genuss der Roten Rüben auftreten muss. Also, welche chemischen Verbindungen stecken dahinter und warum ist die Wirkung nicht universell?

Es überrascht sicher nicht, dass die Verbindungen, die der Roten Bete ihre Farbe (und den Namen) geben, auch den Urin rot färben. Dieses tiefrote Aussehen verdankt die knollige Rübe einer Klasse von Verbindungen mit ähnlichen chemischen Strukturen, den sogenannten Betacyanen, zu denen auch ihr wichtigster Farbgeber gehört: Betanin (auch Betenrot), ein natürlich vorkommender Farbstoff. Er wird sogar aus den Rüben extrahiert und unter dem Namen Betenrot und der Nummer E162 als Lebensmittelfarbe verwendet. Eine weitere Gruppe von Verbindungen bilden die Betaxanthine, die als gelbe Blütenfarbstoffe und in geringeren Konzentrationen als die Betacyane in der Roten Bete vertreten sind. Zusammen bilden die Gruppen der Betacyane und Betaxanthine die Farbstoffklasse der Betalaine.

Betacyane können Betaninurie, eine Rotfärbung des Urins, verursachen, weil bei einem gewissen Teil der Bevölkerung das Betanin vom Verdauungssystem nicht vollständig abgebaut werden kann. Die Gründe dafür sind noch nicht ganz klar.

Man vermutet, dass es etwas mit der Magensäure zu tun hat, da der Farbstoff bei niedrigem pH-Wert des Urins abgebaut, dagegen bei saurem Urin mit ausgeschieden wird. Ist also die Magensäure nicht so stark, kann der Rest des Farbstoffs im Dickdarm metabolisiert und durch die Nieren filtriert werden, im anderen Fall dagegen nicht. Dann wird das Betanin einfach ausgeschieden und färbt den Harn, doch nicht nur diesen – auch der Stuhl kann ein reizvolles Lila annehmen.

Es ist auch möglich, dass genetische Faktoren, die aber noch genau bestimmt werden müssten, für den Abbau (oder Nicht-Abbau) des Farbstoffs eine Rolle spielen. Denkbar wäre, dass manche Menschen Betaninurie nie erleben, weil sie aufgrund einer genetischen Veranlagung eine stärkere Magensäure besitzen. Allerdings scheint es nach bisherigen Studien keine direkte genetische Verbindung zu geben. Nach einer weiteren Vermutung könnte Betaninurie auch ein Frühhinweis auf Hämochromatose sein, eine Erkrankung, bei der es zu einer Überladung des Gesamtkörpereisengehalts kommt.

Andere Forschungsergebnisse deuten darauf hin, dass wir alle bis zu einem gewissen Grad nach dem Rübenverzehr eine Betaninurie entwickeln, da in entsprechenden Testreihen bei sämtlichen Probanden Betanin im Urin gefunden wurde. Unterschiede gab es nur im Hinblick auf die Konzentration, und diese war manchmal nicht hoch genug, um eine merkliche Rotfärbung zu verursachen.

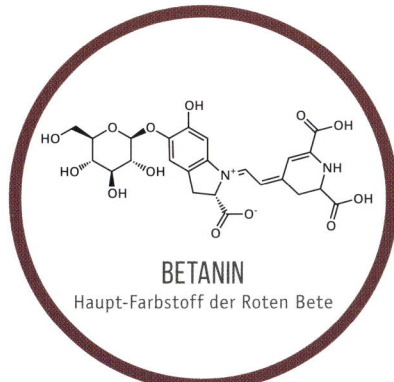

BETANIN
Haupt-Farbstoff der Roten Bete

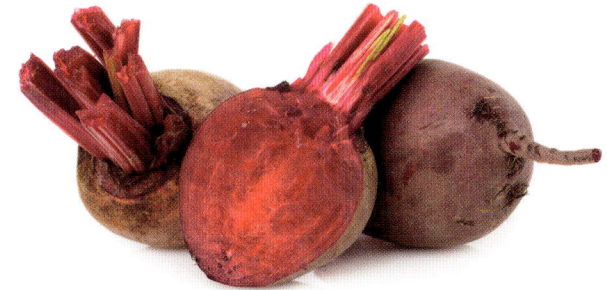

10–14%
DER BEVÖLKERUNG SIND BETROFFEN

Wie mehrere Studien ergaben, scheiden wir wohl alle den roten Farbstoff bis zu einem gewissen Grad mit dem Urin aus, aber nur bei manchen Menschen ist die Konzentration hoch genug, dass es zu einer merklichen Rotfärbung kommt.

MÖGLICHE URSACHEN FÜR BETANINURIE

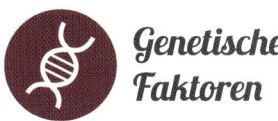 *Genetische Faktoren*

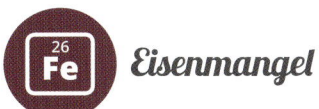 *Eisenmangel*

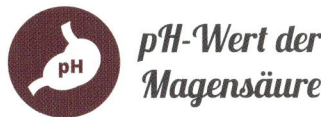 *pH-Wert der Magensäure*

FARBE

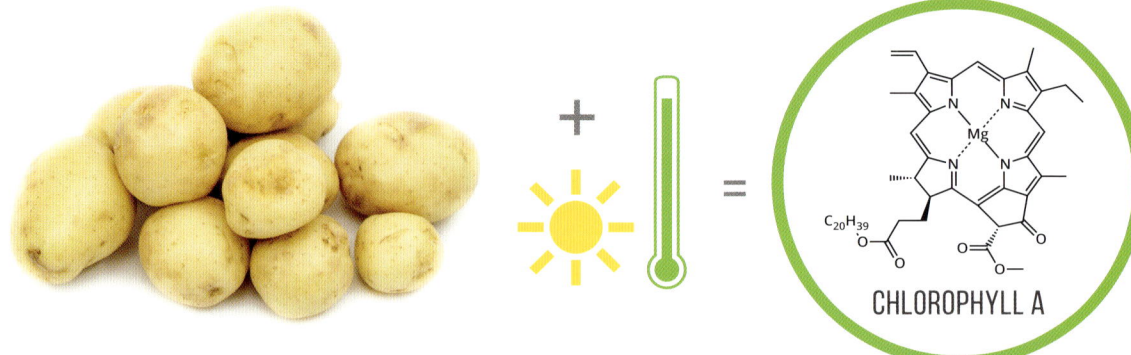

CHLOROPHYLL A

SOLANINGEHALTE IN DER KARTOFFEL

geschält (normale Kartoffel)	~12 mg/kg
Schale (normale Kartoffel)	~150 mg/kg
Schale (grüne Kartoffel)	~1068 mg/kg
sicherer Normalgehalt	200 mg/kg

225–450 mg Geschätzte Menge an Solanin für eine tödliche Dosis (bei 75 kg Körpergewicht)

SOLANIN
Giftiges Glykosidalkaloid

WARUM WERDEN KARTOFFELN GRÜN?

Bestimmt haben Sie auch schon einmal vergessen, Kartoffeln rechtzeitig zu verarbeiten, und dann entdeckt, dass inzwischen lange Keime aus den Knollen sprießen – und nicht nur das, denn wenn die Kartoffeln für längere Zeit nicht dunkel und kühl genug gelagert wurden, haben sie wahrscheinlich auch eine hellgrüne Farbe angenommen. In diesem Fall sollten Sie den allgemeinen Rat befolgen und die Kartoffeln nur gut geschält, großzügig ausgeschnitten und ohne eine Spur von Grün zum Kochen verwenden. Dafür gibt es einen guten Grund.

Die grüne Farbe selbst hat eine harmlose Ursache. Sie ist das Ergebnis einer erhöhten Produktion von Chlorophyll in der Kartoffel, des von Photosynthese betreibenden Pflanzen gebildeten Farbstoffs, der durch Lichtabsorption der Pflanze dazu verhilft, die Sonnenlichtenergie in für den Stoffwechsel nutzbare Energie umzuwandeln. Trotzdem ist die darauf basierende Färbung ein sicheres Zeichen dafür, dass ein gewisser Gehalt an Glykosidalkaloide vorhanden ist. Glykosidalkaloide sind eine Gruppe von Giftstoffen, die natürlicherweise auch in noch nicht grünen Kartoffeln vorkommen und sich besonders in den Schalen und Keimen anreichern. Im Normalfall ist ihr Gehalt bei Weitem zu gering, um für den Menschen schädlich zu sein, aber in höheren Konzentrationen, wie sie in grünen oder mechanisch beschädigten Kartoffeln zu finden sind, können sie nach dem Verzehr üble Symptome hervorrufen.

Zur Gruppe der Glykosidalkaloide zählen über 90 Verbindungen, die in einer Vielzahl von Pflanzen zu finden sind. Die in Kartoffeln enthaltenen zwei Hauptverbindungen Solanin und Chaconin können beim Menschen Vergiftungserscheinungen hervorrufen. Die Kartoffelpflanze bildet sie bevorzugt unter Stressbedingungen, da sie zu ihren wichtigsten Abwehrstoffen gegen Bakterien, Pilze und Insekten gehören.

Solanin und Chaconin können die Zellmembranen des Körpers irreparabel schädigen. Die Symptome einer Solaninvergiftung reichen von Bauchkrämpfen, Übelkeit, Durchfall und Erbrechen bis hin zu Halluzinationen und Koma und können im schlimmsten Fall zum Tod führen. Beim Menschen wird eine Dosis von 2 bis 5 Milligramm Glykoalkaloid pro Kilogramm Körpergewicht als toxisch eingestuft. Also müsste ein Mensch mit 70 kg bei einer Mahlzeit 140 bis 350 Milligramm von diesem Giftstoff zu sich nehmen – und das ist gar nicht so leicht. Da ein Solanin-Gehalt von 200 mg pro Kilogramm Kartoffeln als sicher gilt und er in den meisten Knollen wesentlich niedriger ist, müsste man ungefähr ein Kilo auf einmal verdrücken, um in den toxischen Bereich zu kommen – und das wird kaum jemand schaffen.

Erwähnenswert ist noch, dass aufgrund der erweiterten Sortenvielfalt und neueren Züchtungen die Gehalte an Glykosidalkaloiden bei Kartoffeln in der Zwischenzeit erheblich niedriger anzusetzen sind. Solange die Kartoffeln noch nicht grün sind, gibt es also nichts zu befürchten. Auch die grünen können meist nach großzügigem Schälen und sorgfältigem Entfernen der verfärbten Stellen noch gegessen werden, es sei denn, dass sie schon bitter schmecken. Dies kann darauf hinweisen, dass sich auch im Markbereich der Knolle höhere Konzentrationen angesammelt haben. Am besten lagern Sie die Kartoffeln kühl, dunkel und trocken, um ein Ergrünen von vornherein zu verhindern.

WARUM WERDEN AVOCADOS SO SCHNELL BRAUN?

Gleich nach der Reife werden Avocados im Handumdrehen braun. Wie immer steckt auch hinter dieser frustrierenden Tatsache ein chemischer Prozess.

Das Fruchtfleisch der Avocado besteht hauptsächlich aus ungesättigten Fettsäuren, wie zum Beispiel Öl- und Linolsäure. Avocados enthalten sehr wenig Zucker und Stärke und fangen nicht an zu reifen, bis sie vom Baum fallen oder gepflückt werden. Doch warum wird das Fruchtfleisch so schnell braun?

Zum einen liegt das daran, dass es mit dem Luftsauerstoff in Berührung kommt, und zum anderen an den phenolischen Verbindungen in der Avocado selbst. Unter der Einwirkung von Sauerstoff werden mit Hilfe eines Enzyms namens Polyphenoloxidase, das die Avocado selbst enthält, die Phenole in der Frucht zu Chinonen oxidiert. Chinone sind eine Gruppe organischer Verbindungen und in der Lage, durch Polymerisation, das heißt, indem sie kleinere Moleküle zu einer langen Kette miteinander verbinden, andere Polymere, die Polyphenole, zu produzieren. Diese Polymerisation manifestiert sich als braune Verfärbung des Fruchtfleisches. Das passiert aber nur, wenn die Schale der Avocado nicht mehr intakt ist, und zwar nicht nur, weil dann ihr Fleisch mit Sauerstoff in Berührung kommt, sondern auch, weil die Phenole in den Vakuolen der Pflanzenzellen gespeichert sind, während sich die Enzyme im umliegenden Cytoplasma befinden. So kommt die Bräunung durch beides, die Beschädigung dieser Zellstruktur und die Einwirkung von Sauerstoff, zustande.

Doch nicht nur Avocados werden braun, dasselbe passiert auch mit Äpfeln und anderen Früchten. Für die Frucht selbst ist die Braunfärbung kein ästhetischer Prozess, sondern dient eher ihrer Erhaltung. Da Chinone für Bakterien giftig sind, kann die Frucht, indem sie diese aus Phenolverbindungen erzeugt, nach der Einwirkung von Sauerstoff die Zeit, bis sie verfault, ein wenig verlängern.

Die schnelle Bräunung der Avocados lässt sich mit verschiedenen Mitteln verhindern. Am wirksamsten ist es, Zitronensaft auf das freigelegte Fruchtfleisch zu träufeln, denn die Enzyme, die diese Oxidation bewirken, sind gegen Säure äußerst empfindlich und arbeiten dann viel langsamer. Eine weitere Option ist das feste Einwickeln in Frischhaltefolie, mit dem Sie das Fruchtfleisch vor dem Kontakt mit Sauerstoff schützen. Den Bräunungsprozess verzögern können Sie auch, wenn Sie die Avocado im Kühlschrank aufbewahren, weil die Aktivität der Enzyme bei Kälte erheblich geringer ist.

Eine letzte Anmerkung muss einfach noch sein und betrifft den Namen der Avocado. Wegen ihrer Form oder weil man glaubte, dass sie eine aphrodisierende Wirkung habe, wurde sie bei den Azteken „ahuacatl" genannt, was auch „Hoden" bedeutet. Auch „Guacamole" geht auf das aztekische Wort „ahuacamolli" zurück und kann folgerichtig mit „Hodensuppe" übersetzt werden. Schön. Bleibt nur noch die Frage, ob zuerst die Frucht im Azteken-Lexikon stand und dann der Hoden nach ihr benannt wurde – oder eben umgekehrt. So oder so, wenn Sie demnächst Gäste haben, können Sie ihnen Ihre Guacamole zusammen mit dieser Geschichte servieren.

FARBE

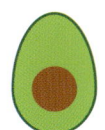 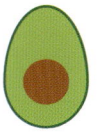 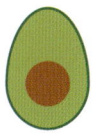 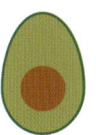 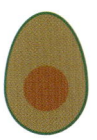

0 STUNDEN　　3 STUNDEN　　6 STUNDEN　　9 STUNDEN　　12 STUNDEN

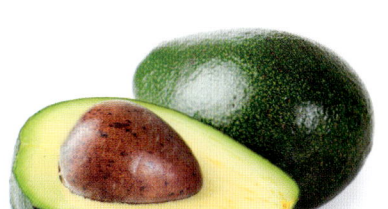

```
         OH                                     O
         |             ENZYME                   ||
         OH        (Polyphenoloxidas)           O
                   ⟶
                   SAUERSTOFF
```

CATECHOL
(eine Art Polyphenol)

1,2-BENZOCHINON

EIN MELANIN

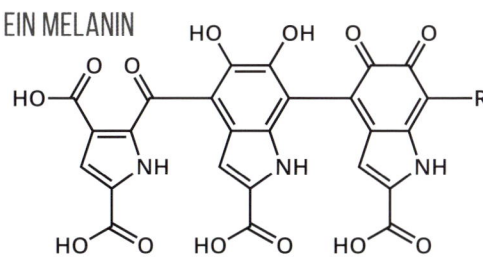

Die Braunfärbung wird von polymeren Pigmenten, den Melaninen, verursacht. Melanine sind auch die Pigmente, die beim Menschen primär die Hautfarbe bestimmen.

SO VERZÖGERN SIE DIE BRAUNFÄRBUNG

Mit Frischhaltefolie abdecken   Mit Zitronensaft beträufeln   Im Kühlschrank aufbewahren

59

FARBE

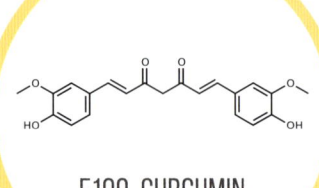

E100, CURCUMIN
Curcumagelb

WAS SIND E-NUMMERN?

Substanzen, die nach EU-Richtlinien als Lebensmittelzusatzstoffe verwendet werden dürfen, werden mit E-Nummern gekennzeichnet. Die Nummern E 100–199 sind für Lebensmittelfarben belegt. Es gibt auch E-Nummern für Konservierungsstoffe, Geschmacksverstärker, Süßungs- und Verdickungsmittel, ebenso für andere chemische Substanzen, die Lebensmitteln gewöhnlich zugegeben werden.

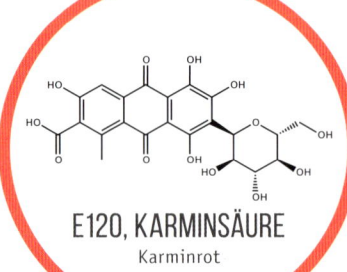

E120, KARMINSÄURE
Karminrot

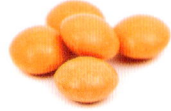 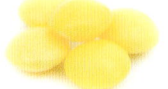 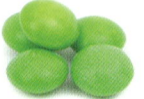 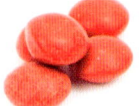 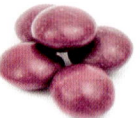

E132, INDIGOKARMIN
Indigotin

E160E, APOCAROTENAL
Orangerot

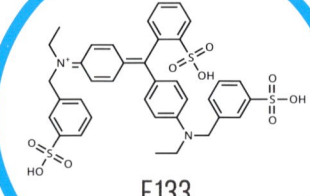

E133
Brillantblau FCF

WOHER KOMMEN DIE FARBEN DER LEBENSMITTELFARBEN?

Es gibt eine breite Palette von zugelassenen Lebensmittelfarben, sowohl synthetische als auch natürliche, die Nahrungsmitteln zugesetzt werden dürfen, um sie zu färben. Wir essen täglich unzählige Produkte, die solche Farbstoffe entweder von Natur aus oder als Zusatz enthalten. Was aber steckt hinter diesen Farben, was macht sie färbend?

Wenn Sie sich einige der Moleküle in der Grafik ansehen, fällt Ihnen sicher auf, dass ihre Strukturen alle eines gemeinsam haben: In einem Teil der Struktur haben sie abwechselnd Einfach- und Doppelbindungen zwischen ihren Kohlenstoffatomen. Solche Doppelbindungen, die nur durch eine Einfachbindung voneinander getrennt sind, heißen „konjugierte" Doppelbindungen. Dies bedeutet, dass die beiden Elektronen einer Doppelbindung nicht mehr fest gebunden bleiben, sondern sich relativ leicht verschieben und verteilen, wenn eine konjugierte Doppelbindung (oder/und ein nicht bindendes Elektronenpaar) in der Nähe ist. Bei konjugierten Doppelbindungssystemen sind die Elektronen also beweglich und verteilen sich über das ganze System.

Schön und gut, aber wie wirkt sich das auf die Farbe des Moleküls aus? Nun, die Elektronen in den Molekülen können Licht absorbieren. Sie beginnen damit in einem, wie wir es nennen, „Grundzustand" – und wenn sie Licht absorbieren, sagen wir, sie sind in einem „angeregten Zustand". Bei diesen Molekülen mit konjugierten Doppelbindungen entspricht die Energie, die benötigt wird, um vom Grundzustand in den angeregten Zustand zu kommen, den Wellenlängen des sichtbaren Lichts. Wenn sichtbares Licht auf die Moleküle trifft, werden nur diese bestimmten Wellenlängen des Lichts von den Elektronen absorbiert, alle übrigen nicht. Und genau die Farbe, die sich aus den „übrigen" nicht absorbierten Wellenlängen ergibt, sehen wir.

Bei ähnlichen Molekülen können wir anhand der Anzahl ihrer im Wechsel angeordneten Doppel- und Einfachbindungen eine Vermutung anstellen, welche Farbe sie ergeben. Prinzipiell ist eine solche Vorhersage aber kaum möglich, weil die verschiedenen Moleküle oft völlig unterschiedliche Strukturen aufweisen oder zu verschiedenen funktionellen Gruppen gehören.

Lebensmittelfarben werden seit Jahren in Bezug auf ihre gesundheitlichen Auswirkungen besonders kritisch kontrolliert und mit strengen Auflagen belegt. Das hat sich in etlichen Fällen auch als berechtigt erwiesen. Einige synthetische Farbstoffe, die unter dem Verdacht standen, in hohen Dosen krebserregend zu sein, sind inzwischen als Lebensmittelfarben nicht mehr zugelassen. Bei sechs natürlich gewonnenen Farbstoffen hat das Ergebnis einer an der Southampton University durchgeführten Analyse, der sogenannten Southampton-Studie, dazu geführt, dass auf den Packungen der Lebensmittel, für die sie zum Färben verwendet wurden, ein Warnhinweis steht: „Kann Aktivität und Aufmerksamkeit bei Kindern beeinträchtigen". Doch da die weitaus meisten Lebensmittelfarben alle Tests bestanden haben und als harmlos gelten, können wir beruhigt zugreifen, wenn uns bunte Esswaren locken.

WARUM SIND LACHSE UND KREBSE ROSA?

Im Vergleich zu unseren anderen Speisefischen wie Kabeljau oder Scholle mit ihrer teigig-weißen Fleischfarbe sind Lachse schon fast eine kleine Kuriosität. Die Ursache für diese rosarote Färbung der Lachse, ebenso wie für die der Krebse, Garnelen oder anderer Krustacyane, die wir so gerne auf unseren Speiseplan setzen, ist eine bestimmte chemische Verbindung namens Astaxanthin.

Der natürliche Farbstoff Astaxanthin gehört zur Familie der Carotinoide, deren über 600 Mitglieder allgemein als Pigmente in Pflanzen gefunden werden. In der Natur wird Astaxanthin von Algen und anderen Mikroorganismen produziert, die dann von Krebsen, kleinen Fischen und anderen Meerestieren gefressen werden. Diese wiederum schmecken dem Lachs. Das mit der Nahrung aufgenommene Astaxanthin sammelt sich auch in seinem Fleisch an und gibt ihm die bekannte rosarote Farbe.

Doch diese Wildlachse landen heute nur noch selten auf unserem Tisch, meistens handelt es sich um Zuchtlachse, die auf natürliche Weise kein Astaxanthin mit der Nahrung aufnehmen und somit auch kein rosafarbenes Fleisch bekommen können. Weil wir im Supermarkt aber lieber Lachse kaufen, die auch wie Lachse aussehen, wird der Farbstoff ihrem Futter in den Zuchtanlagen einfach zugesetzt. Wir können das rötliche Fleisch aber gefahrlos genießen, denn das synthetisch gewonnene und das natürliche Astaxanthin sind ein und dieselbe Verbindung.

Wie bereits erwähnt, geht auch die Rosafärbung der Garnelen auf das Astaxanthin zurück, doch warum erscheint sie erst nach dem Kochen? Das liegt daran, dass die Pigmentmoleküle in den rohen Garnelen (und anderen Krebstieren) an den Proteinkomplex Crustacyanin gebunden sind, dadurch ihre Lichtabsorption verändern und so die blaugraue Farbe der Tiere reflektieren. Mit der Hitze beim Kochen verändert Crustacyanin seine Struktur und die richtige rosarote Farbe von Astaxanthin wird sichtbar. Beim Lachs ist das Fleisch bereits ungekocht rosa, weil er die Proteine beim Verdauen abbaut.

Auch die Flamingos verdanken ihre rosafarbenen Gefieder dem Astaxanthin, das sie ähnlich wie Lachse mit ihrer Nahrung, die hauptsächlich aus kleinen Garnelen und Krebsen besteht, aufnehmen.

ASTAXANTHIN-ABSORPTION

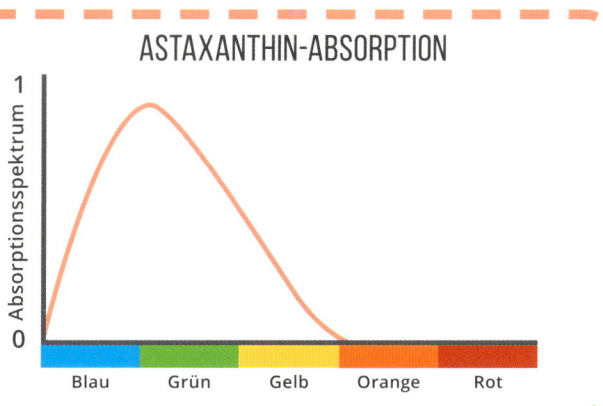

ASTAXANTHIN – KONJUGATION & FARBE

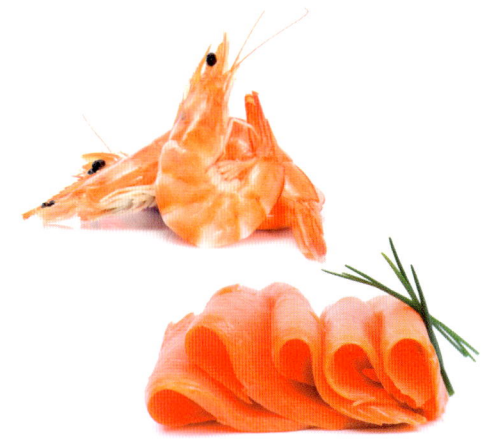

Treten in einem Molekül abwechselnd Doppel- und Einfachbindungen auf, spricht man von „Konjugation".

Hochkonjugierte Moleküle (solche mit vielen abwechselnd auftretenden Doppel- und Einzelbindungen) absorbieren sichtbares Licht und erscheinen farbig.

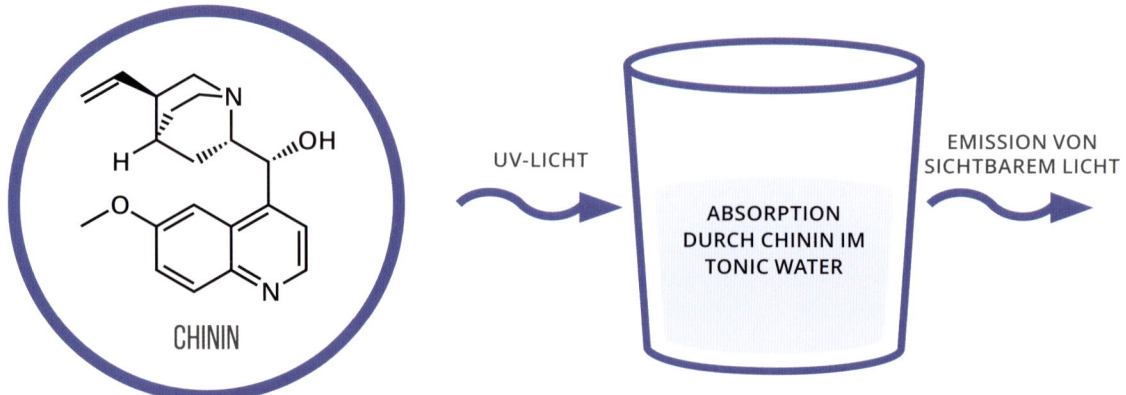

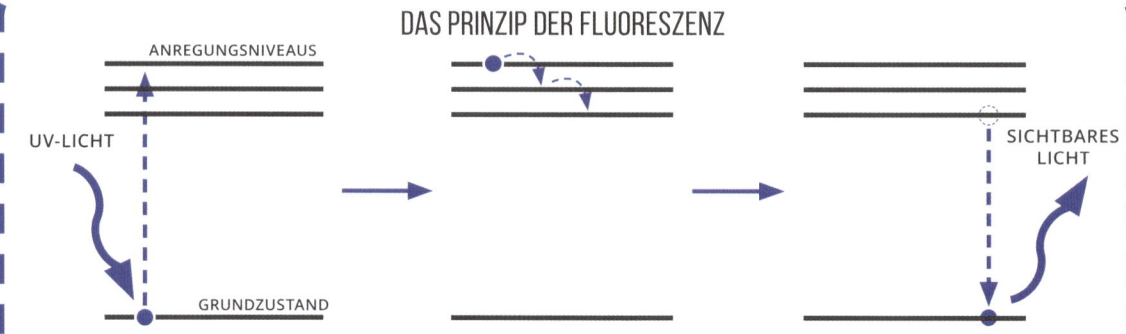

DAS PRINZIP DER FLUORESZENZ

Elektronen im Molekül absorbieren Energie aus dem UV-Licht und gelangen vom energetischen Ausgangsniveau (Grundzustand) auf ein höheres Energieniveau (einen angeregten Zustand). Dieses ist instabil, sie fallen zurück in den Grundzustand und strahlen dabei ihre überschüssige Energie als sichtbares Licht ab.

WARUM LEUCHTET TONIC WATER UNTER SCHWARZLICHT?

Wenn Sie gerne Gin Tonic trinken, oder auch nicht gerne, hier ist ein Experiment, das Sie dennoch durchführen sollten, falls Sie gerade eine Schwarzlichtlampe zur Hand haben. Stellen Sie in einem dunklen Raum vor diese ein Glas oder eine Flasche Tonic Water, erleben Sie quasi ein „blaues Wunder", denn unter dem Schwarzlicht leuchtet das Tonic bläulich, und das sogar recht hell. Mit normalem Leitungswasser kommt dieser Effekt nicht zustande, was also enthält das Tonic, dass es mit dieser Leuchtkraft in Blau strahlen kann?

Das Leuchten geht tatsächlich auf einen der chemischen Bestandteile im Tonic zurück, einen Bitterstoff namens Chinin. Aufgrund seiner molekularen Struktur nutzt Chinin die kurzwellige Strahlung des Schwarzlichts (als Anregungslicht), um selbst Licht in einem langwelligen Bereich auszustrahlen. Im Einzelnen läuft der Prozess so ab, dass die Chinin-Moleküle die Wellenlängen des ultravioletten Lichts (also des Schwarzlichts) – genauer: Wellenlängen im Bereich von 250 bis 350 Nanometer – absorbieren. Durch diese Absorption der Lichtphotonen werden die Elektronen im Molekül „angeregt" und gelangen auf ein höheres Energieniveau. Auf diesem können sich die Elektronen jedoch nicht halten und fallen erneut auf ihr ursprüngliches Niveau zurück. Dabei setzen sie die aufgenommene Energie wieder frei und es kommt zur Emission von Licht. Da die Energie aber nicht nur als Licht freigesetzt wird, ist das emittierte Licht etwas energieärmer als das Anregungslicht und besitzt von daher eine größere Wellenlänge und eine andere Lichtfarbe, die nun für uns nicht mehr im unsichtbaren UV-Bereich, sondern im sichtbaren blauen Spektrum liegt. Als Ergebnis dieses Prozesses, der sogenannten Fluoreszenz, sehen wir das Tonic Water in Blau leuchten.

Natürlich muss das Tonic Water Chinin enthalten, wenn dieser Fluoreszenz-Effekt eintreten soll, mit chininfreiem Tonic klappt es nicht. Aber es gibt auch noch andere fluoreszierende Moleküle – die Natur bietet zahlreiche Beispiele. Ein besonders interessantes findet sich in *Aequorea victoria*, einer Quallenart aus dem Pazifik. Sie verfügt über ein Protein, das immer dann, wenn es mit Calciumionen reagiert, im Körper blaues Licht erzeugt. Dieses wird von einem anderen Protein über Fluoreszenz in grünes Licht umgewandelt, was zu einem grünen Leuchten führt.

Fluoreszenz ist nicht nur auf die Natur beschränkt. In Banknoten sind oft fluoreszierende Sicherheitsmerkmale eingebaut, damit sie von Falschgeld unterschieden und eben nicht so leicht oder überhaupt nicht gefälscht werden können. Auch bei den Euro-Banknoten wurde Druckfarbe eingesetzt, die fluoreszierende Pigmente enthält, sodass bestimmte Zeichen oder Ziffern – etwa die Sterne der Europaflagge – farbig leuchten, wenn die Note im UV-Licht (Sichtgerät) betrachtet wird.

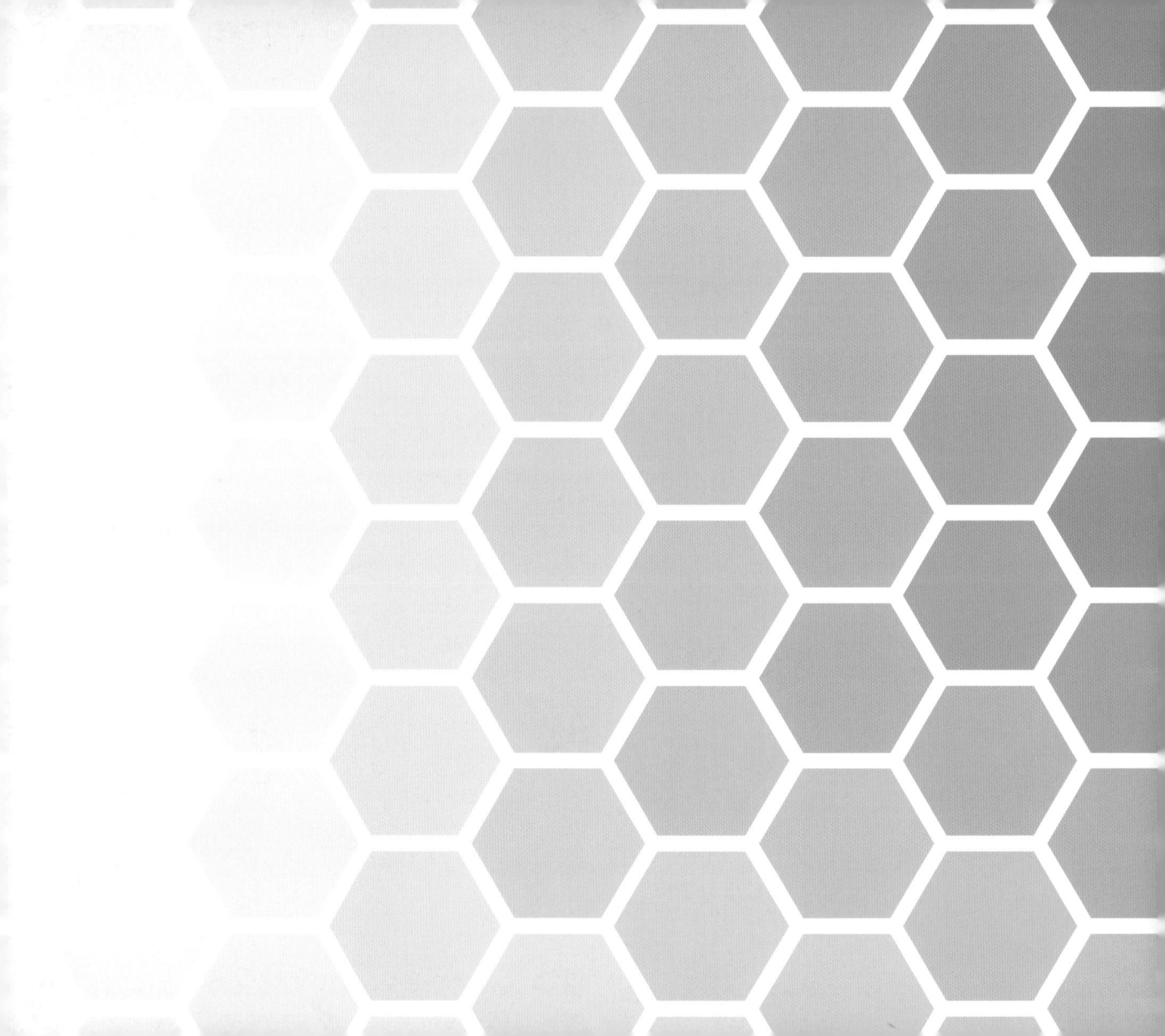

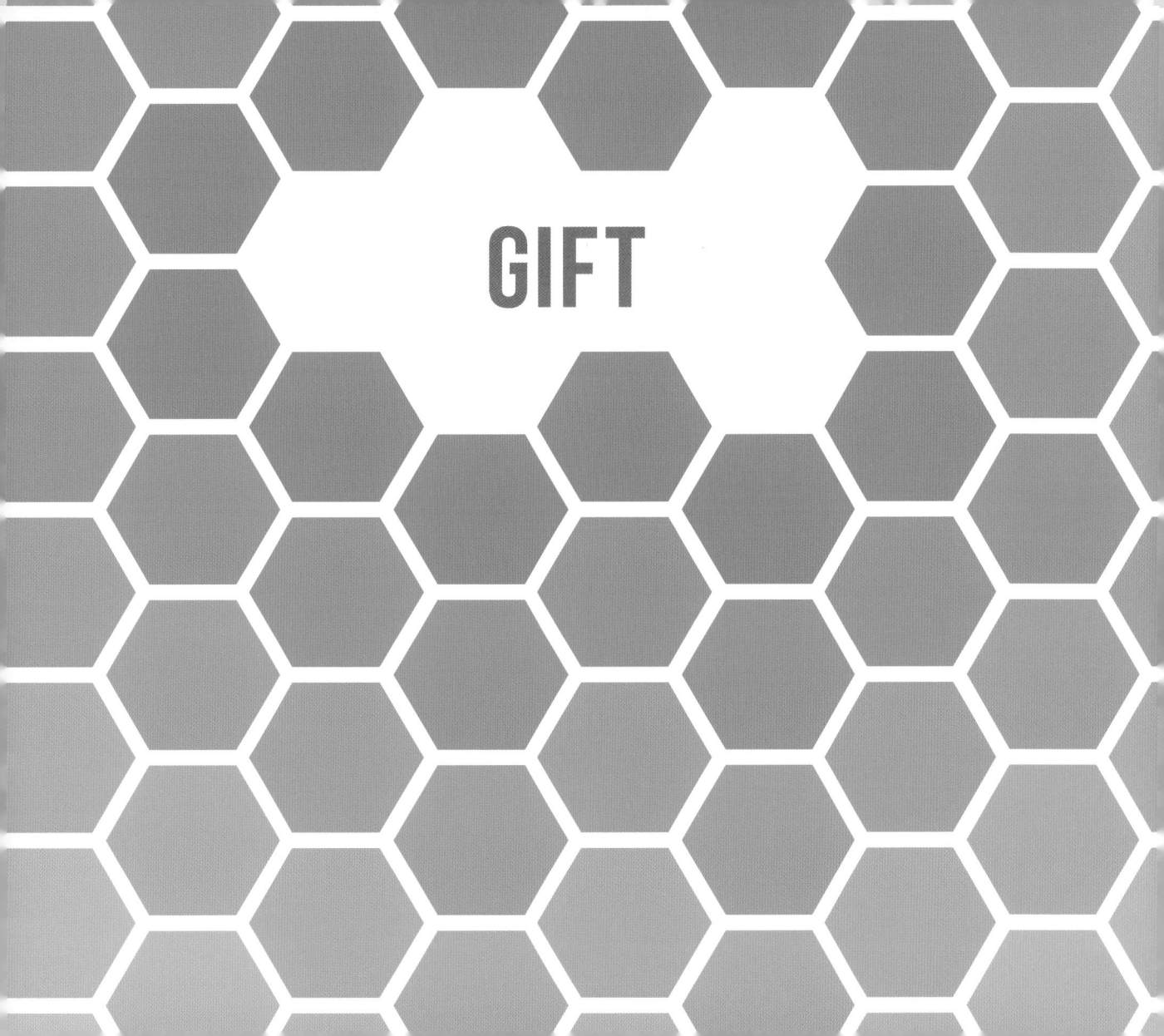

GIFT

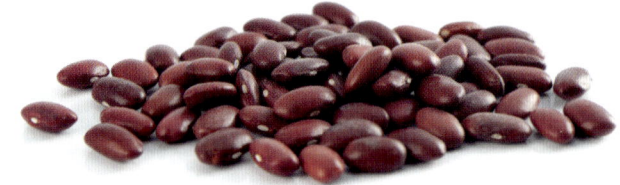

HÄMAGGLUTINATIONSEINHEIT
GEHALT AN PHA IN HAU

70 000	200–400
UNGEKOCHT	GEKOCHT

Das Protein Phytohämagglutinin (PHA) ist für die Giftigkeit der rohen Kidneybohnen verantwortlich. Sein Gehalt wird in HAU (haemagglunating unit/ hämagglutinierende Einheit) gemessen.

Die im Handel erhältlichen Dosen-Bohnen sind gefahrlos und verzehrfertig, denn sie wurden zuvor speziell behandelt:
MEHRERE STUNDEN EINGEWEICHT & 30 MINUTEN LANG GEKOCHT.

HAU-WERTE DES GIFTSTOFFS IN ANDEREN BOHNENSORTEN

CANNELLINI-BOHNEN	SAUBOHNEN
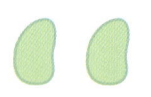	
~30 %	~5–10 %

Prozentangaben für rohe Bohnen im Vergleich zu hämagglutinierende Einheiten in rohen Kidneybohnen.

4 BIS 5 ROHE KIDNEYBOHNEN

reichen aus, um innerhalb von drei Stunden nach dem Verzehr Vergiftungssymptome hervorzurufen wie:

ÜBELKEIT	ERBRECHEN
DURCHFALL	BAUCHSCHMERZEN

WARUM SIND UNGEKOCHTE KIDNEYBOHNEN GIFTIG?

Kidneybohnen sind in einem guten Chili con carne unentbehrlich. Doch sie haben auch eine Schattenseite, denn roh enthalten sie ein starkes Gift, das in extremen Fällen sogar tödlich wirken kann. Zum Glück kann man sicher sein, dass die in Supermärkten gekauften Dosen immer bereits gegarte Bohnen enthalten, die unbedenklich verzehrt werden können, aber bei rohen Bohnen stellt diese Toxizität eine Gefahr dar, die man nicht unterschätzen darf.

Das für die starke Giftigkeit der Bohnen verantwortliche Toxin ist eigentlich ein Protein namens Phytohämagglutinin oder abgekürzt PHA. In der Pflanze ist dieses Protein überhaupt nur vorhanden, weil es ihr als wichtiger Schutzstoff vor Bakterien, Pilzen und Schädlingen dient. Bei Menschen kann PHA jedoch auf Lymphozyten mitogen, also die Zellteilung (Mitose) anregend, Zellmembranschäden verursachend und auf Erythrozyten agglutinierend wirken, das heißt, die roten Blutkörperchen können verklumpen.

PHA ist zwar in vielen anderen Bohnensorten auch enthalten, aber in wesentlich geringeren Konzentrationen als in roten oder weißen Bohnen. Der Gehalt an PHA wird in HAU (haemagglunating unit) gemessen. Rohe Kidneybohnen können bis zu 70 000 HAU enthalten, im Vergleich dazu haben ungekochte Saubohnen nur etwa 5 bis 10 Prozent dieses Gehalts.

Schon vier oder fünf roh verzehrte Kidneybohnen reichen aus, um schwerwiegende Vergiftungserscheinungen wie Erbrechen, Krämpfe und Durchfälle auszulösen. Beim Verzehr einer größeren Menge – bei Kindern bereits in dieser geringen – kann das Gift sogar tödlich wirken. Doch in den meisten Fällen, wenn nicht übermäßig viele ungarte Bohnen gegessen wurden, ist nicht einmal eine Behandlung im Krankenhaus erforderlich, denn die Symptome klingen schnell wieder ab und sind nach einigen Stunden verschwunden.

Warum haben wir dann von den Dosenbohnen aus dem Supermarkt nichts zu befürchten? Bevor diese Bohnen überhaupt im Regal stehen, wurden sie speziell so zubereitet, dass sich die Konzentration des Toxins dabei minimiert und im Endprodukt völlig ungefährlich ist. Dazu wurden sie über mehrere Stunden eingeweicht und dann 30 Minuten lang gekocht. Durch die Hitze wird das Toxin zerstört und so können wir die Bohnen gefahrlos genießen, denn im Vergleich zum hohen Gehalt an PHA in den rohen Bohnen liegen die Werte nach dem Kochen nur noch zwischen 200 und 400 HAU. In einigen Fällen traten auch Vergiftungen auf, weil die Bohnen zwar über längere Zeit, aber mit zu niedrigen Temperaturen, bei denen sich das Toxin nicht zersetzt, gekocht wurden. Auf diese Weise kann sich die Proteinkonzentration sogar noch erhöhen, und von daher ist es besonders wichtig, rohe Bohnen wirklich mit ausreichender Hitze gründlich zu garen.

WARUM SIND MANCHE PILZE GIFTIG?

Pilze können eine Delikatesse sein, doch nur, wenn die richtigen in den Körben und Kochtöpfen landen. Sammler müssen also unbedingt kundig sein und die genießbaren sicher erkennen, denn viele Speisepilze haben giftige Doppelgänger, die ihnen zum Verwechseln ähnlich sehen. Amatoxine und Orellanine sind die wirksamsten Pilzgifte und auf sie gehen die meisten Todesfälle zurück.

Beide haben ähnliche Namen und beide enthalten Amatoxine: der Grüne Knollenblätterpilz und der Spitzhütige oder Kegelhütige Knollenblätterpilz. Die Amatoxine bilden eine Familie von strukturell ähnlichen Verbindungen, die sich anhand von geringfügigen Strukturunterschieden in verschiedene Arten unterteilen, von denen derzeit zehn bekannt sind. Die Hauptvertreter der Amatoxine, die normalerweise in signifikanten Mengen gefunden werden, sind α-Amanitin, β-Amanitin und γ-Amanitin. Für alle drei gilt eine mittlere Dosis von rund 0,5 bis 0,75 Milligramm pro Kilogramm Körpergewicht als tödlich.

Bis sich nach dem Pilzverzehr die ersten Symptome einer Amatoxin-Vergiftung zeigen, können 6 bis 24 Stunden vergehen. Danach treten heftige Bauchkrämpfe, Erbrechen und Durchfälle auf, die aber nach ein paar Tagen nachlassen und dann von Neuem wieder ausbrechen können. Dann hat das Gift jedoch schon Organe geschädigt und führt letztlich aufgrund von Leber- und Nierenversagen innerhalb von fünf bis acht Tagen nach dem dem Verzehr der Pilze zum Tod. Schätzungsweise enden zwischen 10 und 20 Prozent der diagnostizierten Amatoxin-Vergiftungen tödlich und viele Opfer überleben nur durch eine Lebertransplantation.

Der Spitzgebuckelte und der Orangefuchsige Raukopf enthalten beide den Giftstoff Orellanin. Dieses Toxin verursacht zunächst Durst, Magenkrämpfe, Übelkeit und im weiteren Verlauf eine verringerte (bis hin zu keiner) Harnproduktion. Die Vergiftungssymptome erscheinen manchmal erst bis zu drei Wochen nach dem Pilzkonsum, obwohl sich in den ersten Tagen bereits Anzeichen bemerkbar machen. Meist sind die Nieren dann schon irreparabel geschädigt, sodass es zum Tod durch Nierenversagen kommt. Auch in diesen Fällen ist eine Transplantation oft die einzige Rettung, da zur Behandlung einer Orenallin-Vergiftung kein Gegenmittel bekannt ist.

Mit seinem roten Hut und den weißen Punkten ist der Fliegenpilz wahrscheinlich der bekannteste giftige Vertreter. Er enthält die Verbindung Muscarin, wenn auch in geringeren Mengen als andere Pilzarten, denn schätzungsweise macht sein Gift nur etwa 0,0003 Prozent seines Gewichtes aus. Zunächst nahm man an, dass Muscarin vorwiegend die Giftigkeit ausmacht, doch inzwischen hat sich herausgestellt, dass dafür ein anderer Stoff namens Muscimol weitgehend die Verantwortung trägt. Auch im Pantherpilz ist Muscimol das Hauptgift, von dem zwar keine tödliche Wirkung bekannt ist, aber es kann sowohl nach dem Verzehr von Fliegen- als auch von Pantherpilz zu Schwindel, Verwirrtheit, Magenreizungen und rauschartigen Halluzinationen führen.

Leider gibt es keine verräterischen Anzeichen, wenn es um das Erkennen von Giftpilzen geht. Einige der tödlichsten schmecken köstlich und sehen wie leckere Speisepilze aus.

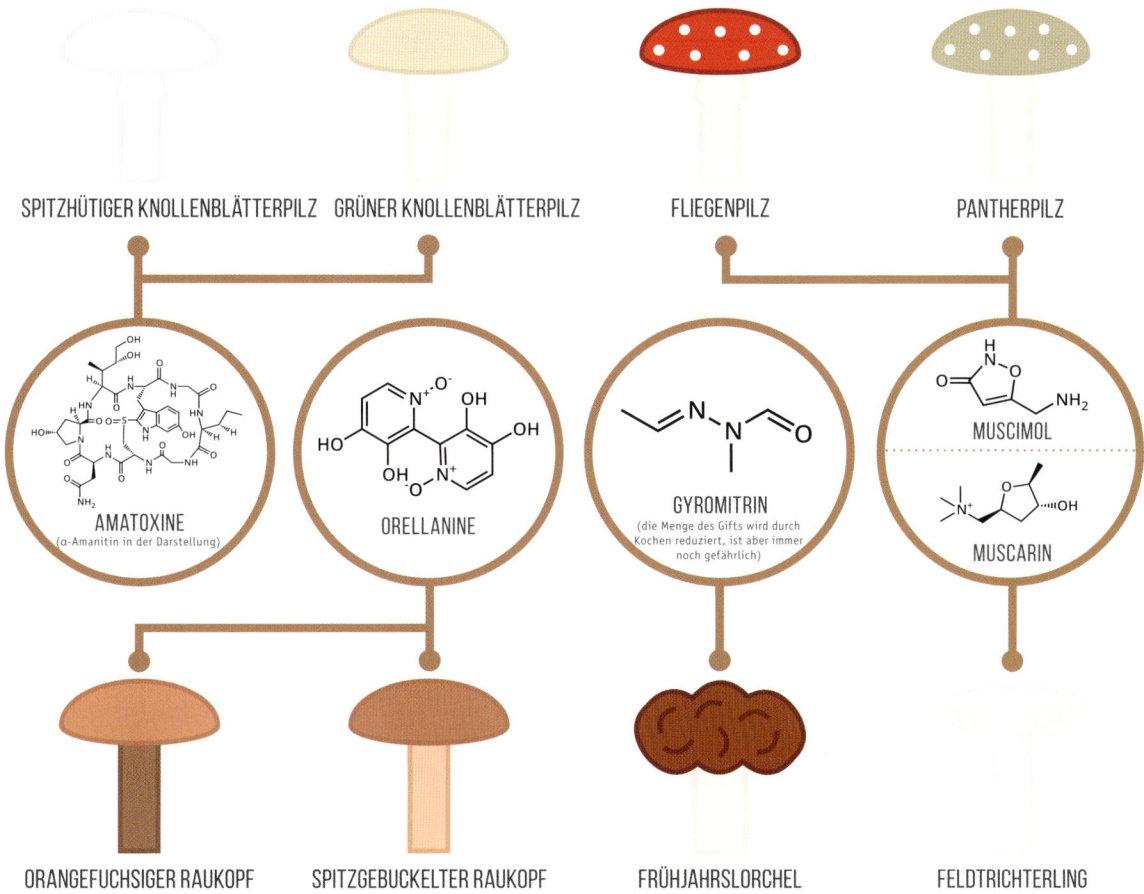

GIFT

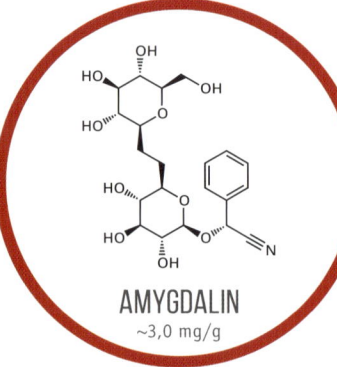

AMYGDALIN
~3,0 mg/g

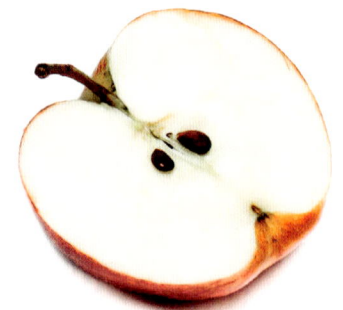

$$H-C\equiv N$$

BLAUSÄURE

Ein hochgiftiges Gas, das beim enzymatischen Abbau von Amygdalin im Körper freigesetzt wird

---

AUCH DIE KERNE VON VIELEN ANDEREN FRÜCHTEN ENTHALTEN AMYGDALIN

APRIKOSE
~14,4 mg/g

SCHWARZKIRSCHE
~2,7 mg/g

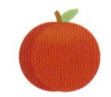
SAUERKIRSCHE
~3,9 mg/g

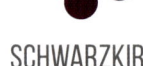
NEKTARINE
~0,1 mg/g

PFLAUME
~2,2 mg/g

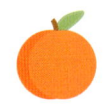
PFIRSICH
~6,8 mg/g

BIRNE
~1,3 mg/g

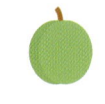
RUNDPFLAUME
~17,5 mg/g

Die Wertangaben beziehen sich auf den durchschnittlichen Amygdalin-Gehalt der Früchte.

AMYGDALIN LD_{50}

675–3750 mg

wird als tödliche Dosis Amygdalin bei einem Menschen mit ca. 75 kg Körpergewicht angegeben.

ENTHALTEN APFELKERNE WIRKLICH BLAUSÄURE?

Immer wieder hört oder liest man, dass Apfelkerne Blausäure enthalten und man sie nicht mitessen darf, um eine versehentliche Vergiftung zu vermeiden. Das klingt zwar so, als wäre es weit hergeholt, aber ein Fünkchen Wahrheit steckt doch dahinter.

Vorab sei schon einmal gesagt, dass Sie es kaum schaffen dürften, genügend Apfelkerne zu futtern, um sich damit zu vergiften, denn mit ein paar versehentlich verschluckten Kernen sind Sie weit davon entfernt. Äpfel enthalten tatsächlich in ihren Samen Amygdalin, ein sogenanntes cyanogenes Glykosid. Zwar ist dieses Blausäure-und-Zucker-basierte Molekül nicht giftig, wenn die Kerne noch intakt sind, sobald sie jedoch gekaut oder aufgebrochen werden, kommt Amygdalin mit menschlichen oder tierischen Enzymen in Kontakt und wird in Gentiobiose (Glukoseteil) und Mandelonitril (Cyanoteil) gespalten. Während die Gentiobiose zu zwei Glukose-Molekülen hydrolisiert, zerfällt der Rest weiter zum giftigen Gas Cyanwasserstoff (Blausäure). Aber das geschieht natürlich nur, wenn der Kern irgendwie beschädigt ist, denn sonst wird er einfach wieder ausgeschieden.

Blausäure ist extrem giftig. Menschen erleiden mit etwa 0,5 bis 3,5 Milligramm Blausäure pro Kilogramm Körpergewicht eine Vergiftung, die Symptome wie Bauchkrämpfe, Kopfschmerzen, Übelkeit und Erbrechen hervorrufen und ab einer gewissen Menge auch zu Herz- und Atemstillstand, Koma und schließlich zum Tod führen kann. Schon 1,5 Milligramm pro Kilogramm Körpergewicht sind tödlich. Unter der Bezeichnung Zyklon B war Blausäure auch der Wirkstoff, der von den Nazis im Zweiten Weltkrieg für die Massenmorde in Konzentrationslagern eingesetzt wurde.

Im Rahmen einer neueren Studie wurde in Apfelkernen ein Amygdalin-Gehalt von etwa 3 Milligramm pro Gramm Samen (ein Samen sind etwa 0,7 g) gefunden. Da nicht der ganze Gehalt in Blausäure umgewandelt wird (ein Teil von Amygdalin entfällt auf die abgespaltenen Zucker), ist es wohl offensichtlich, dass Sie eine Unmenge von Apfelkernen essen müssen, um sich erfolgreich zu vergiften – und das ist scheinbar noch niemandem gelungen.

Aber nicht nur die Äpfel, auch andere Früchte enthalten die Blausäure freisetzende Verbindung Amygdalin in ihren Samenkernen, darunter Kirschen, Pfirsiche, Pflaumen und Birnen. Die wesentlich größeren Aprikosenkerne können sogar bis zu etwa 15 Milligramm Amygdalin pro 1 Gramm Samen enthalten, und in ihrem Fall soll es auch schon zu Vergiftungen mit Krankenhausaufenthalt gekommen sein. Einem Bericht zufolge zog sich 1998 eine 41-jährige Frau durch den Verzehr von 30 bitteren Aprikosensamen (die sie für gesundheitsförderlich hielt) eine Blausäurevergiftung zu, die ohne entsprechende Behandlung mit einem Gegenmittel tödlich gewesen wäre. Sie hat sich jedoch wieder vollständig erholt.

WAS SIND DIE URSACHEN FÜR EINE MUSCHELVERGIFTUNG?

Es ist allgemein bekannt, dass eine schlechte Muschel oder verdorbene Auster im Essen sehr unangenehme Folgen haben kann. Weniger bekannt ist vielleicht, dass die dann folgende Vergiftung in vier verschiedenen Formen auftreten kann, die sich durch ihre verursachende chemische Verbindung und ihre Leitsymptome unterscheiden in eine zentralnervöse, eine neurotoxische, eine diarrhöische und eine paralytische Form.

Muscheln sind Filtrierer, das heißt, sie ernähren sich von essbaren Partikeln, die sie aus dem durch die Schalen strömenden Wasser sieben. Man schätzt, dass Austern rund fünf Liter Wasser pro Stunde filtern. Ihre Nahrung besteht vor allem aus Dinoflagellaten, einer Art Einzeller, und Plankton. Große Ansammlungen dieser Organismen können zur „roten Flut" oder „Algenblüte" führen, durch die sich die Wasseroberfläche verfärbt und häufig im Wasser toxische Substanzen entstehen. Diese können schließlich eine Muschelvergiftung auslösen, da sich die Tiere von ihnen ernähren.

Die diarrhöische Form zeigt sich vor allem durch heftige Durchfälle, die oft auch von Übelkeit, Magenkrämpfen und Erbrechen begleitet werden. Verursacht wird sie durch Okadasäure, die von zu den Dinoflagellaten zählenden marinen Algen gebildet wird. Bereits eine minimale Menge von 48 Mikrogramm (0,000048 Gramm) reicht aus, um Symptome hervorzurufen. Dieses Toxin kann durch Kochen nicht vermindert werden und wirkt zunächst auf das Dünndarmepithel, das deshalb seine Barrierefunktion verliert, sodass das Gift über die Leber in den Blutkreislauf gelangt, den Wasserhaushalt im Darm beeinträchtigt und zu heftigen Durchfällen führt. So unangenehm diese Form sein mag, Todesfälle sind nicht bekannt.

Wahrscheinlich werden Sie auch eine neurotoxische Vergiftung überleben. In diesem Fall sind Bevetoxine, eine Gruppe von zehn oder mehr Verbindungen, für Symptome wie Übelkeit, Erbrechen, verwaschene Sprache, Kribbeln im Mund, auf den Lippen oder der Zunge und in seltenen Fällen sogar für vorübergehende Lähmungserscheinungen verantwortlich. All diese Stoffe sind hitzestabil, also nach dem Kochen nicht minder gefährlich.

Die dritte ist die amnestische oder zentralnervöse Form der Muschelvergiftung und wird durch die von einzelligen Rot- und Kieselalgen produzierte Domoinsäure verursacht. Zu den Symptomen zählen Übelkeit, Erbrechen und Durchfall sowie neurologische Symptome wie Kopfschmerzen, kurzfristiger Gedächtnisverlust, und in schweren Fällen kann es zu Krämpfen, Herzrhythmusstörungen und sogar zum Tod kommen. Und auch dieses Toxin ist hitzestabil und hat kein Gegengift.

Die paralytische ist die vierte und lebensbedrohlichste Form dieser Muschelvergiftungen. In erster Linie wird sie von Saxitonin verursacht, das von Dinoflagellaten und Cyanobakterien im Wasser gebildet wird. Da Saxitonin die Übertragung von Nervensignalen stört, kommt es nicht selten zu Lähmungen. Sie treten neben den üblichen Symptomen wie Übelkeit, Erbrechen und Durchfall auf und können durch die langsame Lähmung der Muskulatur zum Herz- und Atemstillstand führen.

Zur Vermeidung der potenziell tödlichen Gefahr von Vergiftungen dürfen Muscheln während der Algenblüte nicht geerntet werden. Giftige Muscheln unterscheiden sich weder durch ihr Aussehen noch ihren Geschmack von ungiftigen, daher müssen Sie, falls nach dem Essen Symptome auftreten, sofort einen Arzt konsultieren.

Diarrhöische Form der Vergiftung

OKADASÄURE
Übelkeit, Erbrechen,
Magenkrämpfe, Durchfall

Neurotoxische Form der Vergiftung

BREVETOXINE
Übelkeit, Erbrechen, verwaschene Sprache, Kribbeln
oder Taubheitsgefühl, Lähmungserscheinungen
(selten)

Zentralnervöse Vergiftung

DOMOINSÄURE
Übelkeit, Erbrechen, Durchfall, Kopfschmerzen,
kurzzeitiger Gedächtnisverlust, Krämpfe (schwere Fälle)

Paralytische Vergiftung

SAXITOXIN
Übelkeit, Erbrechen, Durchfall, Lähmungen,
Herzstillstand, Atemstillstand

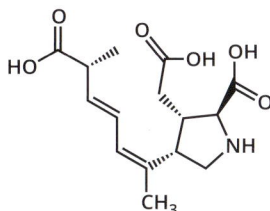

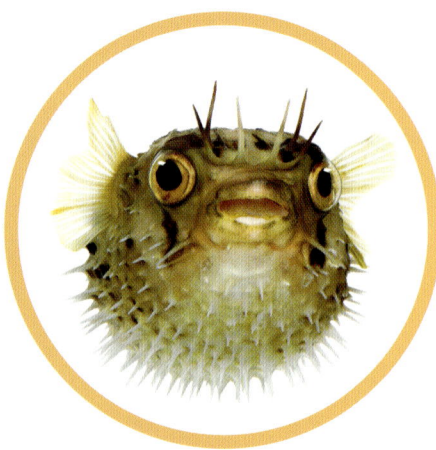

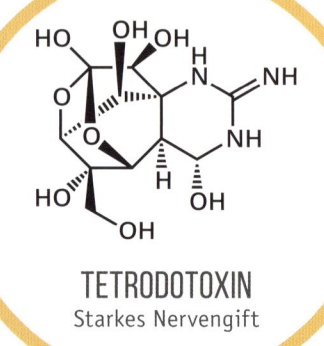

TETRODOTOXIN
Starkes Nervengift

WIE WIRKT TETRODOTOXIN AUF DEN KÖRPER?

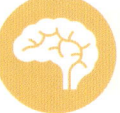 Blockiert die Fortleitung von Nervensignalen zwischen Körper und Gehirn

 Die Folge sind motorische und sensorische Lähmungen

 Es kommt zur Lähmung der Atemmuskulatur und dadurch zum Atemstillstand

 Herzrhythmusstörungen, erhöhte oder verringerte Herzfrequenz

LETALE DOSIS TETRODOTOXIN FÜR MENSCHEN
0,33 MG/KG KÖRPERGEWICHT

GEFÄHRLICHE MENGEN VON TETRODOTOXIN IN
LEBER, HAUT & KEIMDRÜSEN DES KUGELFISCHS

WARUM IST ES SO GEFÄHRLICH, KUGELFISCH ZU ESSEN?

Obwohl man in den westlichen Breiten Kugelfisch praktisch nie auf der Speisekarte findet, gilt er in Japan als Delikatesse. Für viele Fugu-Liebhaber ist es aber auch nur der Kick, weil sie wissen, dass jeder Bissen ihr letzter sein kann, denn Kugelfische enthalten ein Toxin, das bereits in winzigen Mengen tödlich wirkt: Tetrodotoxin.

Das Nervengift wird nicht vom Kugelfisch selbst, sondern von symbiotisch in ihm lebenden Bakterien produziert. Und er ist auch nicht der Einzige, der es in sich trägt, denn Tetrodotoxin findet sich zum Beispiel auch im Blaugeringelten Kraken. Aber der Kugelfisch ist der einzige unter den Giftträgern, der auch noch häufig gegessen wird. In Japan ist der Genuss von Fugu seit Jahrhunderten Tradition, und ebenso seine Zubereitung, denn die ist so wichtig, dass sie nur von einem lizensierten Koch vorgenommen werden darf. Vor allem die Leber, Keimdrüsen und Haut des Fisches enthalten große Mengen an Tetrodotoxin und müssen vom Fugu-Meister gekonnt entfernt werden, damit das Filet überhaupt essbar wird, denn das hitzestabile Gift zersetzt sich selbst beim Kochen oder Braten nicht.

Der Kugelfisch ist gegen sein eigenes Gift immun, aber für den Menschen zählt es zu den tödlichsten. Die letale Dosis Tetrodotoxin, das im Vergleich zu Zyanid für 1200-fach giftiger gehalten wird, liegt für eine Person mit rund 75 kg Körpergewicht bei etwa 25 Milligramm. Die Wirkung setzt kurz nach der Einnahme ein; dabei blockiert das Toxin die Natriumkanäle und stört so die Weiterleitung von Signalen zwischen Körper und Gehirn, jegliche Nerven- und Muskelregung wird unterbunden. Die Folge sind motorische und sensible Lähmungen, die das gelähmte Opfer, das sich nicht mehr artikulieren kann, bei vollem Bewusstsein erleben muss, bis schließlich durch die Lähmung der Atemmuskulatur der Tod durch Ersticken eintritt.

Ein Gegenmittel ist nicht bekannt, und somit ist jede Tetrodotoxin-Vergiftung lebensbedrohlich. Daher dürfen in Japan nur lizensierte und jahrelang ausgebildete Köche in speziell dafür zugelassenen Restaurants Fugu zubereiten und servieren, denn ist der Fisch falsch filetiert, zahlt der Esser dafür mit seinem Leben. Zur Erlangung der Lizenz ist eine dreijährige Ausbildung mit bestandener Abschlussprüfung erforderlich, die im Schnitt nur 35 Prozent der Bewerber mit Erfolg absolvieren. Noch heute sterben jährlich eine Handvoll Japaner an einer Fugu-Vergiftung, doch die meisten dieser Fälle gehen auf Privatleute zurück, die ahnungslos Kugelfische fangen und falsch zubereiten.

Mittlerweile ist es sogar gelungen, Kugelfische zum Verzehr zu züchten, die kein Tetrodotoxin enthalten. Doch dagegen gab es auch Riesenproteste, vor allem von Seiten der Köche, die völlig überzeugt davon sind, dass die meisten Japaner nur Fugu essen, den sie zum Sterben lecker finden.

WARUM IST SCHOKOLADE FÜR HUNDE GIFTIG?

Schokolade enthält Theobromin, eine Verbindung aus der Gruppe der Stimulantien. Es ist mit dem ebenfalls zu dieser Gruppe zählenden Koffein strukturverwandt und hat wie dieses eine anregende Wirkung auf das Nervensystem. Beide Stoffe blockieren bestimmte Rezeptoren im Gehirn und reduzieren das Gefühl von Müdigkeit. Theobromin, das aus der Kakaobohne stammt, ist in jeder Schokoladensorte vertreten, von der Menge her am meisten in der dunklen und nur minimal in der weißen.

Soweit es die Giftigkeit der Schokolade für Hunde betrifft, liegt die alleinige Schuld beim Theobromin. Die mittlere letale Dosis (die erforderlich ist, um 50 Prozent der Testprobanden zu töten) für den Menschen ist unbekannt, weil niemals jemand genug Schokolade essen könnte, um an einer Theobrominvergiftung zu sterben. Die Schätzungen einer genauen Zahl gehen weit auseinander, man nimmt aber an, dass ein Mensch mindestens 5 Kilogramm Milchschokolade verdrücken muss, um nur an den Rand einer Vergiftung zu gelangen. Beim Vergleich mit der 50 Prozent Letaldosis für Hunde wird dann klar, warum Schokolade so giftig für die Tiere ist. Hier steht die Zahl fest bei 300 Milligramm Theobromin pro Kilogramm Körpergewicht.

Angenommen, es handelt sich um einen relativ kleinen Hund mit 10 Kilogramm, hat er mit 3 Gramm Theobromin, also wenn er 2 Kilogramm Milchschokolade frisst, diese Dosis erreicht. Das klingt von der Menge her unwahrscheinlich und die Zahl erscheint noch sehr hoch, doch bei dunkler Schokolade sieht das Ganze schon anders aus. Sie enthält bis zu 600 Milligramm Theobromin pro 100 Gramm, sodass derselbe Hund nur 500 Gramm von dieser Schokolade verzehren muss, um tödlich vergiftet zu sein. Erwähnen muss man allerdings auch, dass die Vergiftungssymptome wie Erbrechen, Unruhe und Durchfall lange vor dem Erreichen dieser Dosis bereits auftreten würden.

Vielleicht fragen Sie sich, warum Theobromin beim Hund so stark und beim Menschen kaum merklich wirkt. Bei vielen Tieren und so auch beim Hund wird Theobromin im Körper viel langsamer abgebaut als beim Menschen. Als Folge reichert es sich im Blut an und ist die Dosis für eine Vergiftung schnell erreicht. Katzen tolerieren sogar noch weniger Theobromin, sind aber, da sie Süßes nicht schmecken können, viel weniger versucht, herumliegende Schokolade zu fressen.

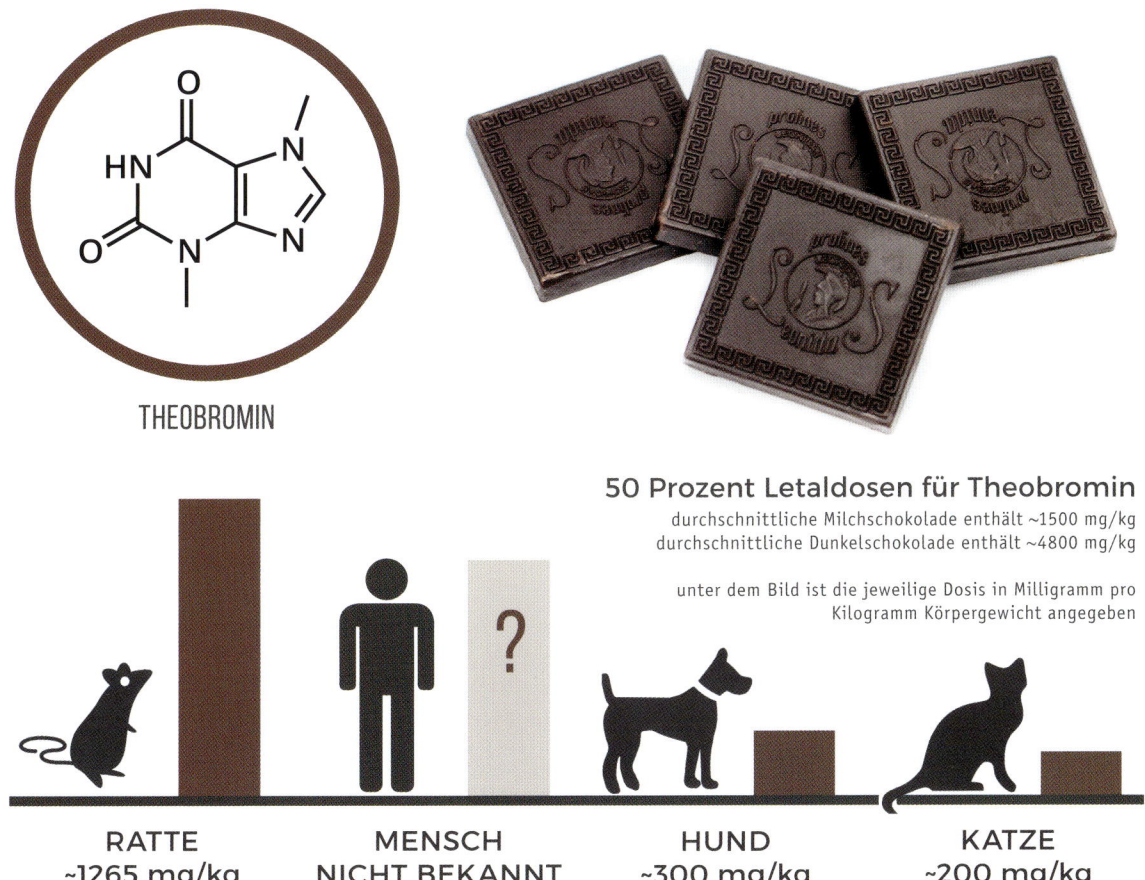

THEOBROMIN

50 Prozent Letaldosen für Theobromin
durchschnittliche Milchschokolade enthält ~1500 mg/kg
durchschnittliche Dunkelschokolade enthält ~4800 mg/kg

unter dem Bild ist die jeweilige Dosis in Milligramm pro Kilogramm Körpergewicht angegeben

RATTE
~1265 mg/kg

MENSCH
NICHT BEKANNT

HUND
~300 mg/kg

KATZE
~200 mg/kg

MACHT DURCHEINANDERTRINKEN EINEN SCHLIMMEREN KATER?

Wir alle wissen, dass eine durchzechte Nacht meist ihren Preis fordert – rasende Kopfschmerzen, Lethargie, Übelkeit. Aber einige Kater scheinen um ein Vielfaches schlimmer zu sein als andere, und zwar immer dann, wenn man zuvor viele verschiedene Alkoholsorten getrunken hat. Stimmt der oft zitierte Rat also doch, dass Durcheinandertrinken den Kater verschlimmert?

Zuerst sollten wir klären, was in Ihrem Körper eigentlich nach dem Alkoholkonsum passiert. Dieser Vorgang läuft immer gleich ab, unabhängig von der Art des Getränks, das Sie zu sich genommen haben, weil alle Alkoholika dieselbe chemische Verbindung enthalten: Ethanol. Bis zu einem Maximum von 8 Prozent des aufgenommenen Ethanols gibt Ihr Körper unverändert über Urin, Schweiß und Atemluft wieder ab – daher auch der buchstäbliche Gestank nach Alkohol, durch den Sie Ihre letzte Sause verraten. Der Rest des Alkohols wird in Ihrem Körper zu anderen Produkten abgebaut und das wiederum führt zu den Symptomen eines Katers. Der Hauptteil des Ethanols wird in der Leber zu Acetaldehyd abgebaut. Dieses wiederum zu Essigsäure, die dann zu einer Verbindung, genannt Acetyl-Coenzym A, umgewandelt wird.

Acetaldehyd ist einer der Hauptverantwortlichen für den Kater. Ihre Leber ist gut gerüstet, um mit kleinen Mengen davon klarzukommen, aber ihr Vorrat an Glutathion, ohne das der Abbau von Acetaldehyd nicht stattfinden kann, ist begrenzt. Wenn Sie Alkohol in großen Mengen trinken, kann es sein, dass dieser Vorrat zur Neige geht und Ihr Körper dann warten muss, bis wieder genügend Glutathion produziert wurde, bevor er Acetaldehyd weiter abbauen kann. Wenn Sie in der Zwischenzeit weitertrinken, sammelt sich immer mehr Acetaldehyd an, weil es der Körper im Moment nicht verstoffwechseln kann. Es ist eine toxische Verbindung und ihre Anreicherung im Körper geht meist mit leichten Vergiftungssymptomen einher wie Kopfschmerzen, Übelkeit, Erbrechen und Lichtempfindlichkeit – den Symptomen eines Katers.

Vermutlich bewirken aber auch unterschiedliche Getränke einige Symptome, weil sie anteilig verschiedene Mengen von Kongeneren enthalten. Kongenere sind andere Giftstoffe, kleine Verbindungen, die als Nebenprodukte bei der Gewinnung von Ethanol entstehen. In Whisky, Wein, Schnaps, Tequila und allen dunkleren Spirituosen ist der Kongenerenanteil höher als in den hellen wie Wodka und Gin, deshalb soll auch der Kater, den die dunkleren hervorrufen, schlimmer sein. 2009 ergab eine Studie zur Frage, welche Auswirkung Getränke mit jeweils höherem oder niedrigerem Gehalt an Kongeneren auf die Kater-Symptome haben, dass die Bourbon-Trinker ihren Kater schlimmer empfanden als Probanden, die ihren mit Wodka, der einen geringeren Kongerengehalt hat, herbeigeführt hatten.

Also stimmt es, dass Durcheinandertrinken den Kater verschlimmert? Obwohl wir noch immer erstaunlich wenig darüber wissen, wie es zum Auftreten eines Katers kommt, ist die Frage nach dem Warum wohl geklärt, denn die Hauptursache ist einfach die Menge an Alkohol, die Sie am Vorabend getrunken haben. Welche Flaschen Sie in welcher Reihenfolge geleert haben, spielt für die Schwere des Katers keine Rolle. Dieses Thema können wir als Mythos abhaken.

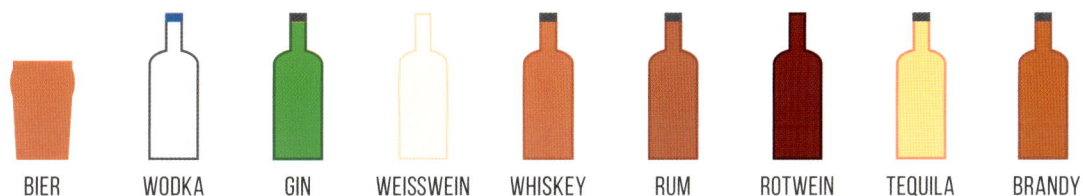

| BIER | WODKA | GIN | WEISSWEIN | WHISKEY | RUM | ROTWEIN | TEQUILA | BRANDY |

ALKOHOLABBAU IM KÖRPER ENZYME BAUEN ETWA 10 GRAMM ETHANOL PRO STUNDE AB

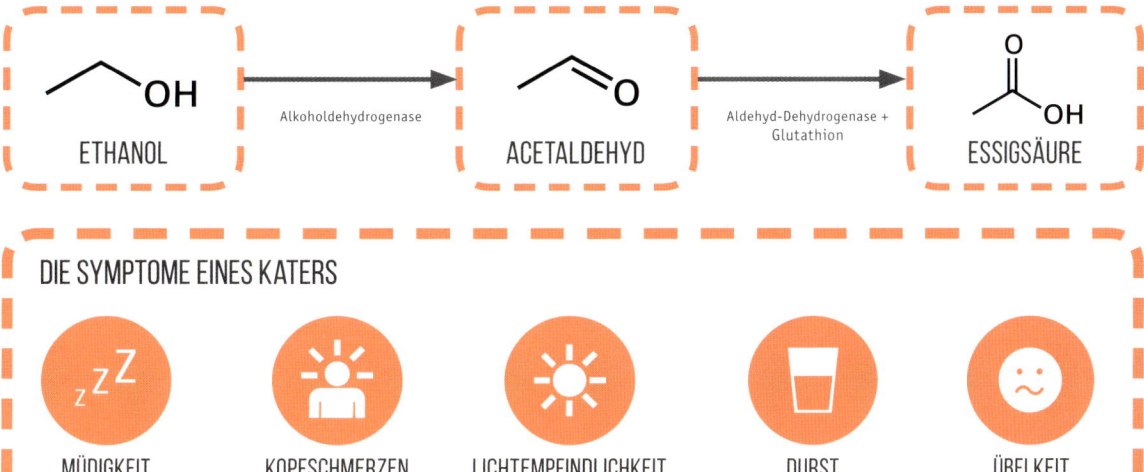

ETHANOL — Alkoholdehydrogenase → ACETALDEHYD — Aldehyd-Dehydrogenase + Glutathion → ESSIGSÄURE

DIE SYMPTOME EINES KATERS

MÜDIGKEIT · KOPFSCHMERZEN · LICHTEMPFINDLICHKEIT · DURST · ÜBELKEIT

Zu den weiteren Symptomen, die auftreten können, zählen Muskelkater, Schwindel, Zittern, oft auch Erbrechen und Durchfall.

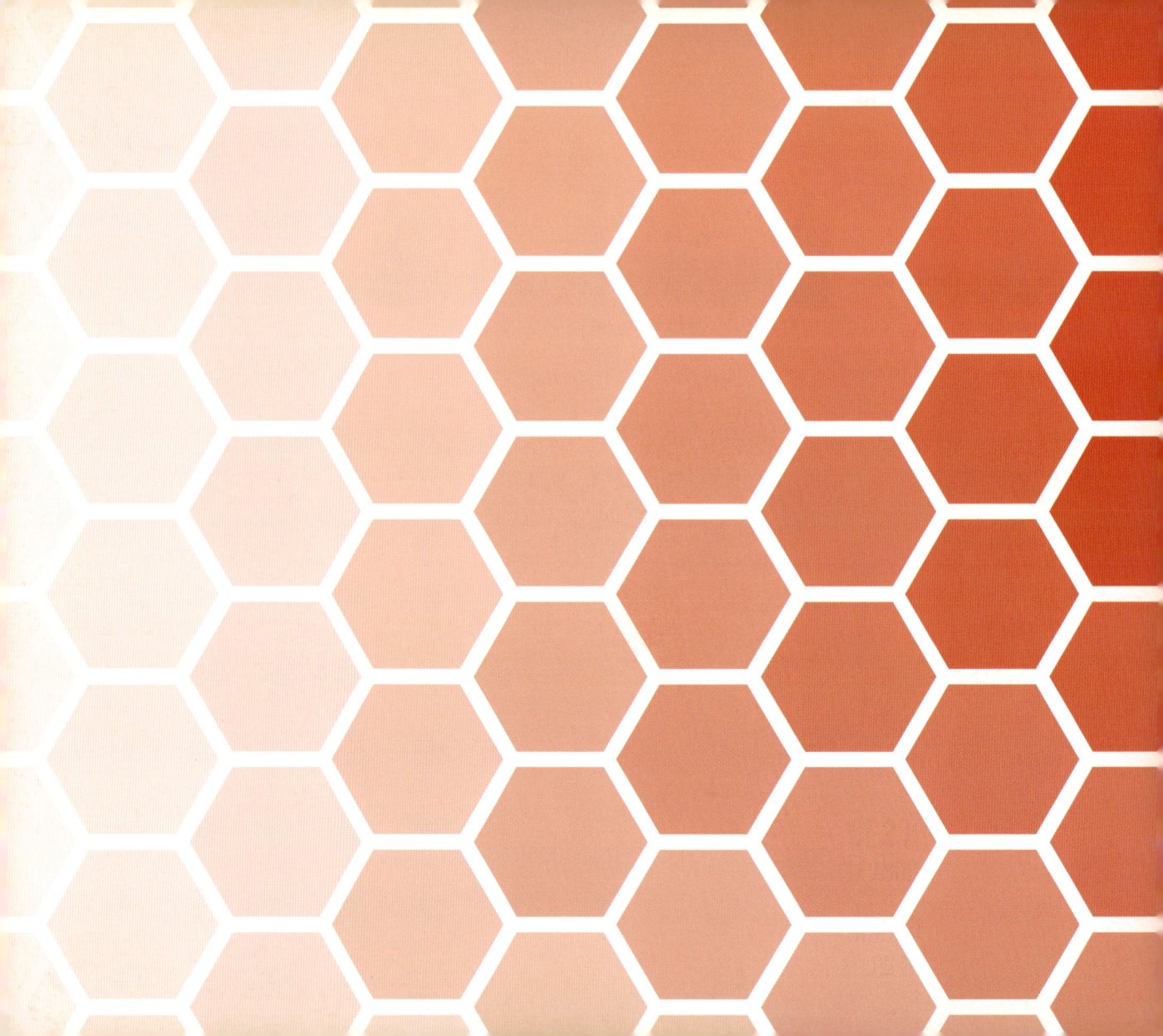

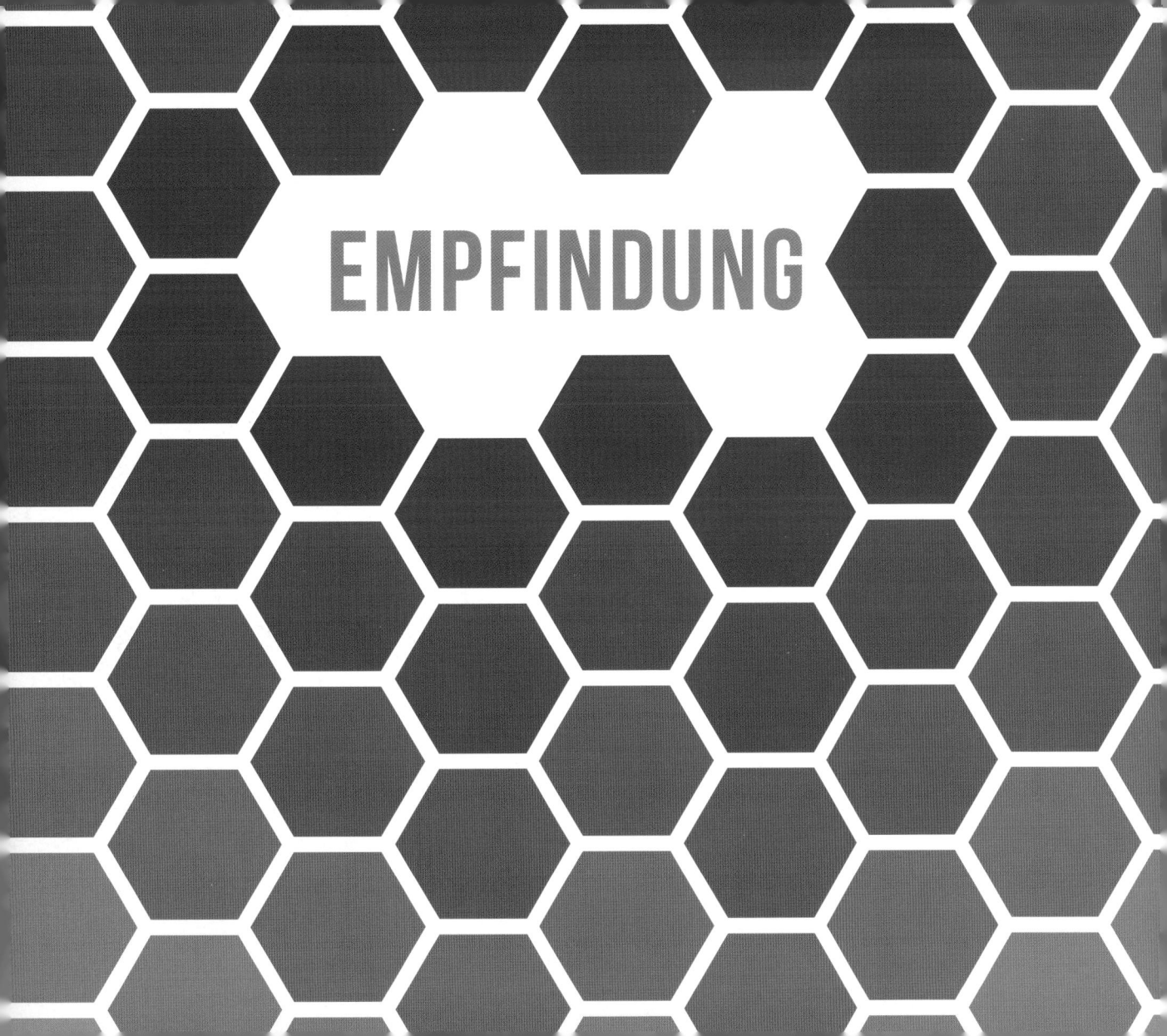

EMPFINDUNG

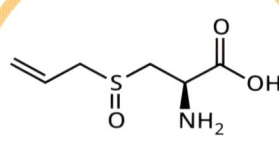

ALLIIN
Eine Art schwefelhaltige Aminosäure, heißt in der Zwiebel Isoalliin

Abbau durch
ALLIINASE
(Enzym)

1-PROPENSULFENSÄURE
Abbau durch Synthese des tränenreizenden Faktors

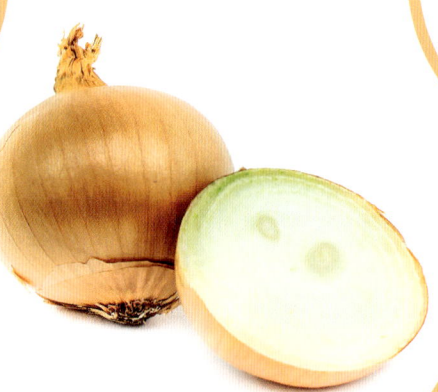

Durch Verletzung hervorgerufene Reaktionen

TRÄNEN

DER GANZE PROZESS DAUERT ~30 SEKUNDEN

Breitet sich in der Luft aus und reizt die sensorischen Nervenzellen im Auge

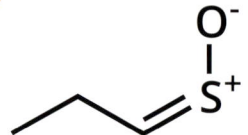

SYN-PROPANTHIAL-S-OXID
oder: tränenreizender Faktor

84

WARUM BRINGEN UNS ZWIEBELN ZUM WEINEN?

Die meisten von uns kennen das Gefühl, wenn beißende Dämpfe beim Zwiebelschneiden uns Tränen in die Augen treiben. Das Interessante dabei ist aber, dass die chemischen Verbindungen, die diese Wirkung hervorrufen, in einer unverletzten Zwiebel gar nicht vorhanden sind – woher kommen sie also?

Zwiebeln bestehen aus vielen verschiedenen chemischen Stoffen, darunter auch aus einer zur Klasse der schwefelhaltigen Aminosäuren gehörenden Verbindung, die dem Alliin des Knoblauchs entspricht: Isoalliin. Wird die Zwiebel mechanisch verletzt, setzt sie das Enzym Alliinase aus ihren Zellen frei und dieses wiederum baut das Zwiebel-Alliin zu einer anderen Klasse von Verbindungen ab, den Sulfensäuren.

Eine spezielle Sulfensäure, die bei diesem Prozess entsteht, ist die 1-Propensulfensäure. Diese wird durch Einwirkung eines anderen Enzyms, der sog. Synthese des tränenreizenden Faktors (LFS), zu syn-Propanthial-S-oxid, einer Art „Tränengas" umgewandelt, mit dem sich die Zwiebel gegen jede Art von Verletzung – ob durch Fressfeinde oder unser Messer – wehrt. Ungefähr 30 Sekunden nach der mechanischen Verletzung produziert sie am meisten davon.

Gelangt der Dampf dieser reizenden Chemikalie syn-Propanthial-S-oxid in die Augen, schlagen die Neuronen auf der Stelle durch stechenden Schmerz Alarm. In Reaktion darauf läuft sofort ein Abwehrmechanismus an, bei dem Ihre Augen mit vermehrtem Tränenfluss das Reizgas einfach wegzuspülen versuchen.

Es gibt zahlreiche Tipps, und wahrscheinlich hat auch jeder Koch seine eigenen Tricks, wie man beim Zwiebelschneiden das heulende Elend vermeiden kann. Ich persönlich habe festgestellt, dass Kontaktlinsen die Wirkung stark verringern. Da sie direkt auf der Hornhaut sitzen, bedecken sie den Teil des Auges mit den meisten Nervenzellen und verhindern so, dass diese durch die Chemikalie gereizt werden. Allerdings hilft das jenen, die keine Kontaktlinsen tragen, nicht weiter. Welche Optionen gibt es noch?

Man könnte zum Beispiel eine Taucherbrille tragen (solange man sich nicht scheut, beim Zwiebelschneiden völlig lächerlich auszusehen); doch vielleicht probieren Sie lieber einen anderen Tipp und legen die Zwiebeln vor dem Schneiden etwa 15 Minuten lang in den Kühlschrank oder sogar ins Gefrierfach. Klingt etwas seltsam, ist aber wissenschaftlich nachgewiesen sinnvoll, denn die Reaktionen, die zum Reizgas führen, laufen in der Knolle bei niedrigen Temperaturen langsamer ab, und so können Sie die Zwiebel hacken und braten, noch bevor sie sich wehren kann.

WAS MACHT DIE CHILIS SO SCHARF?

Die Liste der Chilisorten ist lang – Geisterchili, Cayenne, Habanero, Jalapeños und Serrano-Chili, um nur einige zu nennen. Jede verdankt ihre Schärfe bestimmten Verbindungen, die je nach Sorte in unterschiedlichem Maß enthalten sind.

Für die Schärfe der Chilis sind die sogenannten Capsaicinoide verantwortlich. Es wurden zwar verschiedene Capsaicinoide in Chilis gefunden, doch Capsaicin und Dihydrocapsaicin sind die beiden Hauptbestandteile in diesen Schoten. Ihr Anteil variiert zwar von Chili zu Chili, aber zusammen machen sie 80 bis 90 Prozent des Gesamtgehalts an Capsaicinoiden aus.

Das „Brennen" beim Verzehr von Chilis entsteht, weil die Capsaicinoide an bestimmte Rezeptoren in der Mundschleimhaut binden, die normalerweise bei Einwirkung von Hitze oder chemischer Reizung Schmerzreize erkennen und dann beim Kontakt mit Capsaicinoiden ein brennendes Gefühl erzeugen. Doch Scharfesser müssen trotz dieses Brennens keine Gewebeschäden befürchten, da es im Grunde nur eine „thermische Täuschung" ist. Im Gegenteil kann ein regelmäßiger Konsum sogar zu einer höheren Toleranz der Rezeptoren führen, weshalb Fans dieses Gewächses mehr Schärfe vertragen als die Chili-Hasser. Durch den Schmerz werden Endorphine ausgeschüttet, die dem Körper als natürliche Schmerzmittel dienen und ein gewisses „Wohlgefühl" vermitteln.

Obwohl kein Chili (nicht einmal der legendäre Geisterchili) so viel Capsaicin enthält, dass es irgendwie schädlich sein könnte, handelt es sich dabei dennoch um eine toxische Verbindung. Capsaicin ist in geringen Konzentrationen auch in Pfeffersprays enthalten, weil jeder Besprühte aufgrund dessen brennender Reizwirkung sofort unter heftigen Schmerzen die Augenlider schließt und kampfunfähig ist.

Es gibt mehrere Verfahren zum Messen der Chilischärfe. Das erste, der Scoville-Test, ist ein Geschmackstest. Er richtet sich nach der gleichnamigen Skala und misst die in Scoville-Einheiten (SHU) festgelegte Schärfe, indem ein Extrakt des zu testenden Chilis schrittweise mit einer Zucker-Wasser-Lösung so lange verdünnt wird, bis fünf Testpersonen kein Brennen mehr verspüren. Die bereits 1912 erfundene Methode ist offenbar alles andere als präzise. Bei einem anderen und präziseren Messverfahren wird die Chilischärfe mit Hilfe der Hochdruck-Flüssigkeits-Chromatographie (HPLC) ermittelt. Bei diesem chromatischen Trennverfahren wird die Probe zusammen mit einem Laufmittel durch eine Trennsäule gepumpt, um die Konzentrationen der Capsaicinoide im Fruchtfleisch zu bestimmen.

Schließlich geht es um die oft aufgeworfene Frage, wie sich das Brennen der Chilischärfe im Mund mildern lässt. Capsaicin ist aufgrund seiner molekularen Struktur lipophil und daher in Wasser unlöslich. In Alkohol und Öl dagegen ist es gut löslich. Leider reicht der geringe Prozentsatz an Alkohol in Bier dafür nicht aus. Am besten lässt sich das Schärfegefühl mit Milch bekämpfen. Diese enthält Kasein, eine Substanz, die das Capsaicin-Molekül perfekt bindet, sodass es abtransportiert und eine weitere Stimulierung der Rezeptoren in der Mundschleimhaut verhindert werden kann.

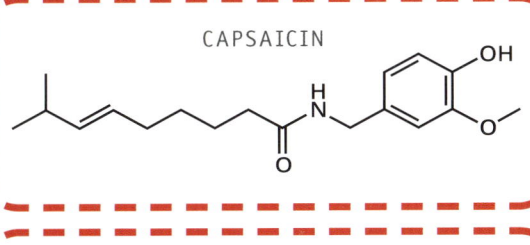

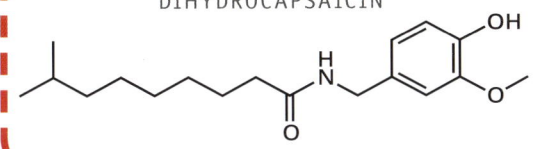

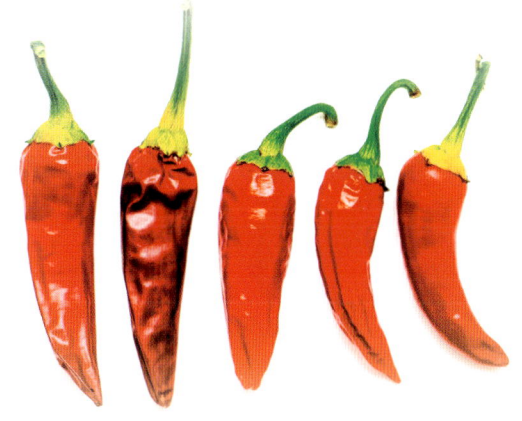

DIE SCOVILLE-SCHÄRFESKALA

Die auf einem Geschmackstest basierende Skala gibt die Schärfe der Chilis in Scoville-Einheiten (SHU, Scoville Heat Units) an. Testpersonen wird ein Extrakt in ansteigenden Konzentrationen gegeben, bis die Mehrzahl ein Brennen verspürt.

JALAPEÑO	CAYENNE	HABANERO	GEISTERCHILI	PFEFFERSPRAY	REINES CAPSAICIN
8000	50 000	350 000	1 400 000	5 300 000	16 000 000

EMPFINDUNG

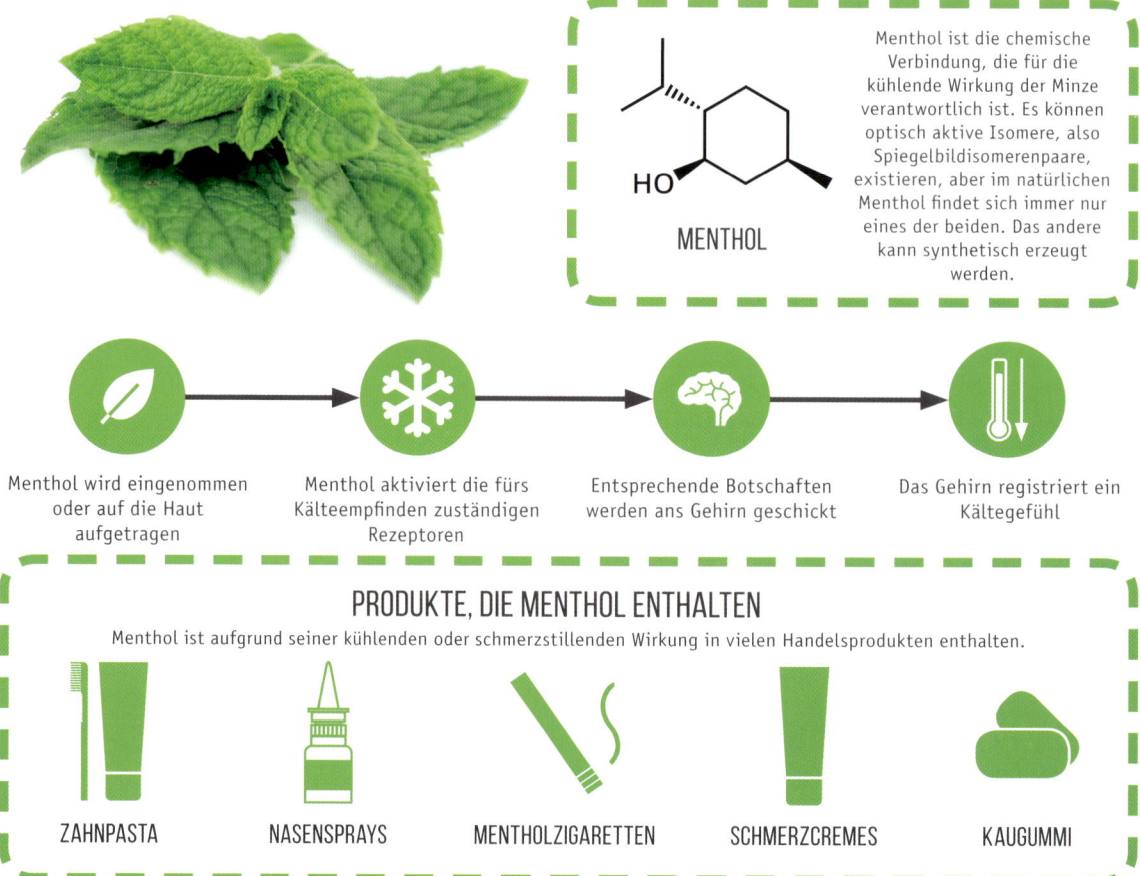

MENTHOL

Menthol ist die chemische Verbindung, die für die kühlende Wirkung der Minze verantwortlich ist. Es können optisch aktive Isomere, also Spiegelbildisomerenpaare, existieren, aber im natürlichen Menthol findet sich immer nur eines der beiden. Das andere kann synthetisch erzeugt werden.

Menthol wird eingenommen oder auf die Haut aufgetragen → Menthol aktiviert die fürs Kälteempfinden zuständigen Rezeptoren → Entsprechende Botschaften werden ans Gehirn geschickt → Das Gehirn registriert ein Kältegefühl

PRODUKTE, DIE MENTHOL ENTHALTEN

Menthol ist aufgrund seiner kühlenden oder schmerzstillenden Wirkung in vielen Handelsprodukten enthalten.

ZAHNPASTA   NASENSPRAYS   MENTHOLZIGARETTEN   SCHMERZCREMES   KAUGUMMI

WARUM FÜHLT SICH MINZE IM MUND KÜHL AN?

Dass Minze oder Produkte mit Minzgeschmack wie Kaugummi und Zahnpasta ein kühles Gefühl im Mund erzeugen, ist ein bekanntes Phänomen. Aber das passiert nicht nur in Ihrem Kopf, sondern geht an sich auf einen in der Pflanze enthaltenen chemischen Stoff zurück, den wir alle vom Namen her kennen: Menthol.

Wir haben zuvor Capsaicin behandelt, den Haupt-„Brennstoff" in Chilis, und wie er durch Bindung an die Hitzerezeptoren in der Mundschleimhaut das Schärfegefühl bewirkt. Auf die gleiche Weise wirkt Menthol kühlend, nur dass es dafür an die Kälterezeptoren andockt. In Wirklichkeit senkt Menthol nicht die Temperatur, es täuscht den Nervenzellen lediglich vor, dass Ihr Mund kühler sei, als er tatsächlich ist, und diese Botschaft leiten sie ans Gehirn weiter.

Doch der kühlende Effekt ist nicht der einzige, denn wie Studien belegen, kann Menthol noch andere, so auch juckreiz- und schmerzstillende, Wirkungen auf den Körper haben. Aus diesem Grund ist es in einer Vielzahl von Cremes, Gels und sogar Pflaster enthalten, die zur Linderung von Muskel-, Haut- und Kopfschmerzen dienen. Die breite Produktpalette an Mitteln, die Menthol enthalten, schließt auch solche ein, die Sie wahrscheinlich tagtäglich verwenden, etwa Rasiercremes, Mundwasser und abschwellend wirkende Sprays oder Öle.

Bei diesen unzähligen Verwendungsmöglichkeiten überrascht es sicher nicht, dass die in der Natur verfügbare Menge an Menthol bei Weitem nicht die Nachfrage deckt. Den Bedarf an Menthol schätzt man auf 35 000 Tonnen im Jahr. Deshalb wird die Verbindung seit 1973 in zunehmendem Maße auch synthetisch hergestellt.

Da wir uns bereits mit der optischen Isomerie beschäftigt haben, ist es vielleicht interessant zu erwähnen, dass auch Menthol die Eigenschaft der Stereoisomerie besitzt. Menthol existiert in zwei spiegelbildlichen Formen, dem (−)-Menthol und dem (+)-Menthol, allerdings kommt es als natürliches Menthol nur in der linksdrehenden Form als (−)-Menthol vor, das eine kühlende Wirkung hat. Das andere Spiegelbildisomer, das im Labor synthetisiert wird, besitzt interessanterweise einen nicht mal annähernd so ausgeprägten Kühleffekt, vermutlich weil der kleine Unterschied zwischen den beiden optischen Isomeren bedeutet, dass es die Kälterezeptoren nicht so gut aktivieren kann.

WIE FUNKTIONIERT KNALLZUCKER?

Bestimmt ist Ihnen schon einmal Knisterbrause untergekommen – die kleinen bunten Kügelchen, die auch manchmal in Schokolade oder Eiscreme angeboten werden. Beim Zerbeißen knallen sie im Mund. Das Geheimnis liegt in ihrer Herstellung.

Für Knisterbrause wird zuerst eine Mischung aus Zucker und Aromastoffen geschmolzen. Würde man nun diese Masse abkühlen lassen, könnte man zwar Bonbons herstellen, allerdings hätten die dann keinen Knall- oder Knistereffekt. Folglich kann dieser nicht von den Grundzutaten herrühren. Was noch fehlt ist ein Gas, das wir als Endprodukt anderer Prozessen im Überfluss erzeugen: Kohlendioxid.

Die geschmolzene Zuckermischung wird unter hohem Druck Kohlenstoffdioxid ausgesetzt und abgekühlt. Unter dem hohen Druck versteht man hier einen 50-fach höheren als den üblichen Atmosphärendruck auf der Erdoberfläche. Durch den erhöhten Druck löst sich eine große Menge des Kohlendioxids im Zucker auf, jedenfalls wesentlich mehr als bei normalem Atmosphärendruck. Wird der Druck wieder reduziert, bleibt das Kohlendioxid weiter im Zucker eingeschlossen und kann, obwohl es das möchte, nicht austreten. Einigen größeren Blasen wird es gelingen, indem sie den Zuckermantel knacken, der dann in kleine Stücke zerfällt. Doch die kleineren Blasen können nicht entweichen. Das ergibt etwa 15 cm^3 Kohlendioxid in einem Gramm Bonbon. Aufgrund der völlig zufälligen Aufteilung wird die genaue Menge an gelöstem Gas von Stück zu Stück erheblich schwanken. Die maximale Größe der Kohlendioxidblasen beträgt etwa 350 Nanometer oder 0,00000035 Meter.

Nun sind Sie an der Reihe. Wenn Sie jetzt solch ein Bonbon lutschen, löst es sich durch Ihren Speichel auf und die unter hohem Druck stehenden Kohlendioxidbläschen kommen frei – und dabei entstehen die herrlichen Knall- und Knistergeräusche, auf die wir aus sind. Dieses prickelnde Vergnügen ist in keiner Weise gefährlich, denn das freigesetzte Kohlendioxid kommt von der Menge her bei Weitem nicht an das in kohlensäurehaltigen Getränken enthaltene heran.

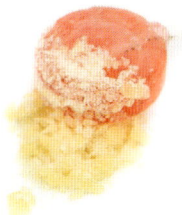

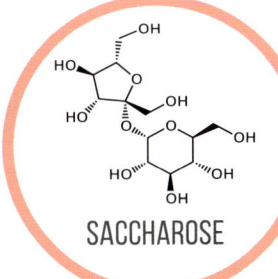

SACCHAROSE

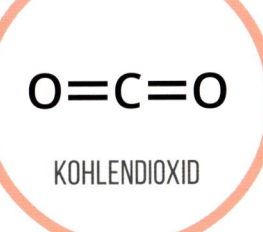

O=C=O

KOHLENDIOXID

DIE HERSTELLUNG

1
Die Zutaten für den Knallzucker werden gemischt und geschmolzen, damit ein Sirup entsteht.

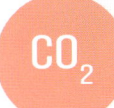

2
Der Sirup wird unter hohem Druck (50-fach höher als der Atmosphärendruck) Kohlenstoffdioxid ausgesetzt.

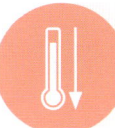

3
Den Sirup abkühlen lassen. Das eingeschlossene Gas kann zwar aus den größeren Blasen entweichen, indem es den Zuckermantel sprengt, nicht aber aus den kleineren.

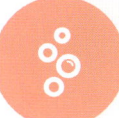

4
Im Mund löst der Speichel den Zucker auf, das unter Druck stehende Gas kommt frei und erzeugt die Knister- und Knalleffekte.

Durch Zugabe von Lebensmittelfarben und Aromen wird der Knallzucker bunt und bekommt verschiedene Geschmacksrichtungen.

WAS VERURSACHT DIE SCHÄRFE DES WASABI?

Jeder Sushi-Fan hat schon einmal mit der höllischen Schärfe von Wasabi Bekanntschaft gemacht, der meist als giftgrüne Paste zu den Häppchen serviert wird. Der aus der Wurzel der Pflanze gewonnene Wasabi wird auch als japanischer Meerrettich bezeichnet und seine Schärfe als feurig beschrieben. Doch im Gegensatz zu Chilis, die ihren scharfen Geschmack im Mund entfalten, steigt die Schärfe des Wasabi in die Nase und brennt im Rachen.

Zur Herstellung der Paste wird der Wurzelstock zerrieben und durch die mechanische Verletzung des Pflanzengewebes werden die Verbindungen erzeugt, die für die Schärfe verantwortlich sind. Die Verbindungen, die Glucosinolate (auch Senfölglycoside), werden durch Enzyme abgebaut, reagieren aber weiter und erzeugen eine Reihe von Verbindungen, die Isothiocyanate oder Senföle. Hauptverantwortlich für die Schärfe von Wasabi ist die Verbindung Allylisothiocyanat, die rund 1 Milligramm pro Gramm ausmacht.

Auch andere Verbindungen tragen zum „frischen grünen" Geschmack des Wasabi bei, obwohl sie in wesentlich geringeren Mengen vorhanden sind. 6-Methylthiohexyl Isothiocyanat sorgt offenbar auch für den frischen Beigeschmack, 7-Methylthioheptyl Isothiocyanat dagegen für die süßliche Note und 8-Methylthiooctyl Isothiocyanat mildert die Schärfe im Geschmack ab.

Die durch enzymatischen Abbau der Senfölglycoside (Glucosinolate) erzeugten Senföle (Isothiocyanate) sind sehr flüchtig, das heißt, sie können als Gas leicht verdampfen. Diese Dämpfe der freigesetzten Senföle sind auch der Hauptgrund, dass wir beim Verzehr von Wasabi seine Schärfe so stark in den Nasengängen spüren. Die chemischen Reizstoffe werden von einem auf Nervenzellen sitzenden Rezeptor, dem TRPA1-Rezeptor, erfasst und als Empfindung ans Gehirn weitergeleitet, was letztlich zum typischen Wasabi-Effekt führt. Flüchtige Senföle zeichnen sich durch einen stechenden Geruch, nichtflüchtige durch einen scharfen Geschmack aus.

Die Flüchtigkeit der Senföle ist auch der Grund, warum Wasabi möglichst frisch zubereitet werden muss, denn sobald die Stoffe der Luft ausgesetzt sind, verdampfen sie in kurzer Zeit. Um dieses Problem zu umgehen, kann Wasabi gefrier- oder lufttgetrocknet und bei Bedarf mit Wasser wieder aufgefrischt werden.

Wegen ihrer Eigenschaften werden Senföle auch zu medizinischen Zwecken verwendet. Ihre entzündungshemmende und keimtötende Wirkung ist wissenschaftlich belegt und Meerrettich gilt – was vielleicht weniger überrascht – als traditionelles Heilmittel bei verstopften Nebenhöhlen und Infektionen der Atemwege. Nach Versuchen an Tieren vermutet man zudem, dass einige Isothiocyanate vorbeugend gegen Brust-, Magen- und Darmkrebs wirken, allerdings zählen diese speziellen Senföle nicht zu denen, die normalerweise in Wasabi enthalten sind.

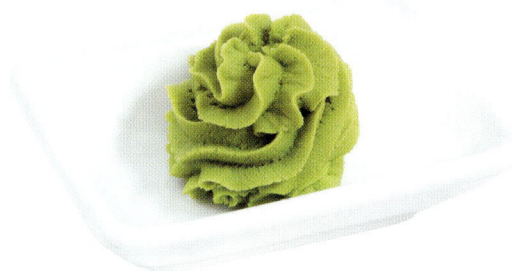

ISOTHIOCYANATE

6-METHYLSULFINYLHEXYL ISOTHIOCYANAT
Frische

7-METHYLTHIOHEPTYL ISOTHIOCYANAT
Süße

8-METHYLTHIOOCTYL ISOTHIOCYANAT
schwache Schärfe

GLUCOSINOLATE
(Senfölglycoside) werden zu Isothiocyanaten (Senfölen) abgebaut

ALLYLISOTHIOCYANAT
wichtigste Verbindung der Isothiocyanate (Senföle); hauptverantwortlich für die Wasabi-Schärfe

EMPFINDUNG

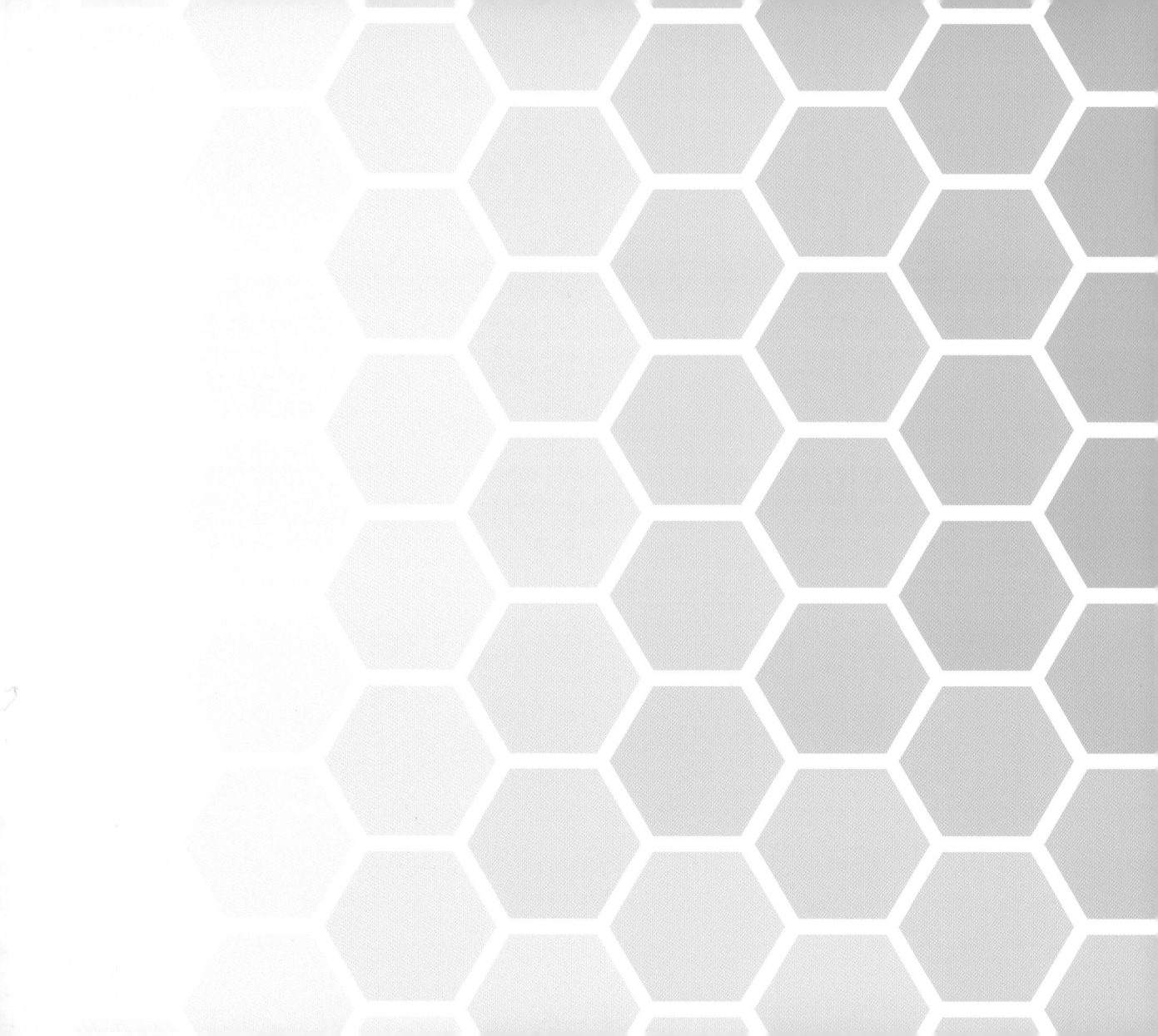

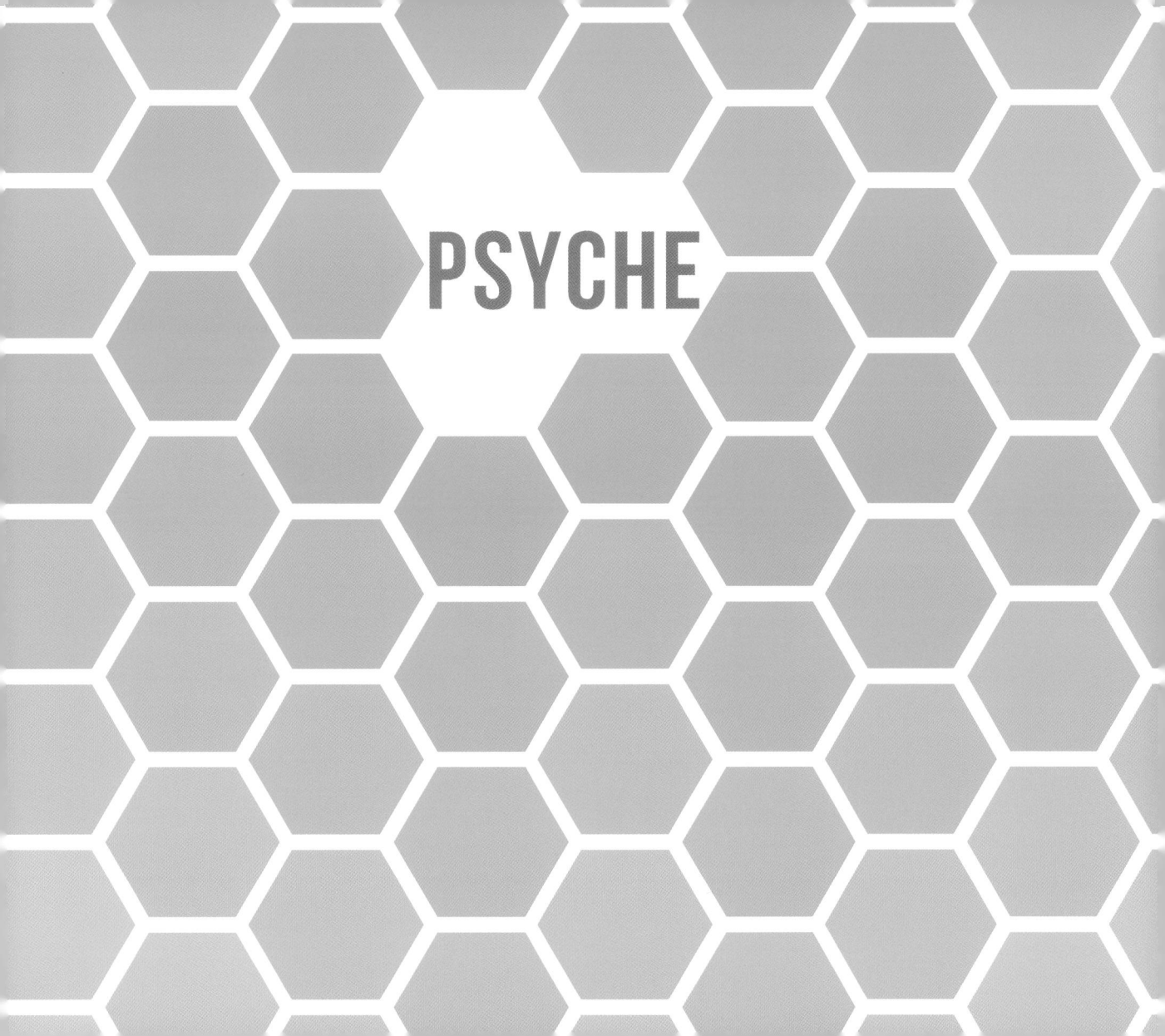

TRUTHAHN & TRYPTOPHAN

Tryptophan ist eine essentielle Aminosäure für den Menschen, die der Körper aber nicht selbst herstellen kann, sondern mit der Nahrung aufnimmt.

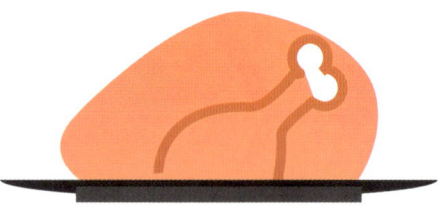

TRYPTOPHAN

SEROTONIN

MELATONIN

ANDERE NAHRUNGSMITTEL, DIE TRYPTOPHAN ENTHALTEN

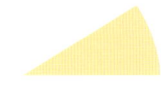

CHEDDAR-KÄSE
0,32 g pro 100 g

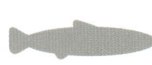

LACHS
0,22 g pro 100 g

EIER
0,17 g pro 100 g

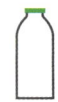

MILCH
0,08 g pro 100 g

MACHT DER VERZEHR VON PUTENBRATEN SCHLÄFRIG?

An Weihnachten in Großbritannien oder Thanksgiving in den USA wird als Herzstück des traditionellen Festessens ein Truthahn in der familiengerechten Größe eines Kleinsauriers serviert. In jungen Jahren können Sie wahrscheinlich darauf verzichten, aber je älter Sie werden, desto mehr sehnen Sie sich anschließend nach einem Nickerchen. Schuld an dieser plötzlichen Schläfrigkeit soll laut allgemeiner Ansicht der im Truthahn (zu etwa 0,3 pro 100 g) enthaltene chemische Stoff Tryptophan sein. Aber ist da wirklich was dran?

Tryptophan ist eine Aminosäure. Aminosäuren sind die Bausteine der Proteine im Körper und Tryptophan ist eine von vielen dieser Säuren, die unser Körper nicht selbst herstellen kann, sondern normalerweise über Lebensmittel erhält. Es findet sich in großen Mengen in Fleisch, Fisch, Milchprodukten, Nüssen und Samen. Im Körper, genauer gesagt vom Gehirn, wird Tryptophan in Serotonin umgewandelt, das dann als Neurotransmitter fungiert. Als solcher erfüllt Serotonin viele wichtige Aufgaben im Gehirn. Es beeinflusst die Stimmung, trägt zu Gefühlen wie Wohlbehagen bei, und ein niedriger Serotonin-Gehalt geht oft mit Depressionen einher. Zudem wird Tryptophan auch benötigt, um Melatonin herzustellen, das dem Körper vor allem hilft, den Schlafrhythmus zu regulieren.

Unter dem Aspekt, dass Serotonin wie ein Beruhigungsmittel wirkt, könnte man als logische Schlussfolgerung denken, dass die verstärkte Aufnahme von Tryptophan unweigerlich auch zu übermäßiger Müdigkeit führt. Davon waren viele Leute regelrecht überzeugt, und in den 1980er Jahren wurde Tryptochan sogar als Nahrungsergänzungsmittel gegen Schlaflosigkeit eingenommen. Leider ist die Sache nicht ganz so einfach.

Damit Tryptophan überhaupt zur Herstellung von Serotonin verwendet werden kann, muss es vom Blut zuerst in die Nährflüssigkeit des Gehirns gelangen. In das Gehirn darf aber nicht jeder Stoff eindringen, und deshalb muss es erst einmal die Blut-Hirn-Schranke überwinden, die nur die nötigen Stoffe durchlässt und verhindert, dass Neurotoxine eindringen. Doch der Konkurrenzkampf ist groß, denn alle Aminosäuren, die in das Gehirn streben, brauchen ein Transportprotein, um überhaupt passieren zu können. Putenfleisch enthält sehr viele Aminosäuren, darunter auch Tryptophan, die nun alle um diese Transportproteine konkurrieren. Zudem ist Tryptophan in wesentlich geringerer Konzentration als die anderen Aminosäuren vertreten, sodass seine Chancen eher schlecht stehen, mit den anderen die Blut-Hirn-Schranke zu passieren.

Man kann also mit Gewissheit sagen, dass der Putenbraten nicht der Grund für die plötzliche Müdigkeit sein kann. Viel wahrscheinlicher ist es einfach die üppige Mahlzeit, da man zu viel gegessen hat. Studien haben gezeigt, dass der Serotoninspiegel im Gehirn auch durch die Zufuhr von großen Mengen an Kohlenhydraten steigt, unabhängig vom Tryptophangehalt. Zudem gehören zum Festessen immer ein paar Gläschen Alkohol – und diese können sehr schläfrig machen, jedenfalls mehr, als das ein Truthahn schafft.

KANN KÄSE WIRKLICH SCHLECHTE TRÄUME BESCHEREN?

Über Käse kursiert die Geschichte, wahrscheinlich ein gut gemeinter Rat unter dem Motto „Hüte dich vor", dass Käse, den man kurz vor dem Zubettgehen isst, Albträume oder zumindest unruhige Träume verursachen kann. Die Behauptung ist so verbreitet, dass in England sogar die British Cheese Group, eine Gruppe der Käseindustrie, die sich selbst „die Stimme des Käses" nennt, eine Studienreihe durchführte, um sie zu widerlegen. Also, was haben sie herausgefunden?

Im Rahmen der Studie, an der 200 Freiwillige teilnahmen, sollten die Probanden etwa eine halbe Stunde vor dem Schlafengehen eine geringe Menge Käse essen und dann ihre Träume protokollieren. Man kann natürlich die Aussagekraft der Studie in Frage stellen – es wurden zwar verschiedene Käsesorten getestet, aber es gab keine Kontrollgruppe mit Nicht-Käseessern zum Vergleich. Dennoch sind die Ergebnisse eine unterhaltsame Lektüre.

Sie fanden heraus, dass Blauschimmelkäse besonders lebhafte Träume bewirkt. Ein Proband berichtete in diesem Zusammenhang die Geschichte von einem vegetarisch lebenden Krokodil, das völlig verärgert war, weil es keine Kinder fressen konnte, während ein anderer von Soldaten träumte, die im Krieg kämpfen wollten, jedoch anstatt mit Gewehren nur mit kleinen Kätzchen bewaffnet waren. Cheddar führte offenbar zu Träumen über Promis, roter Leicester bewirkte nostalgische Träume, mit Lancashire träumte man von der Arbeit und mit Chester überhaupt nicht.

Es versteht sich von selbst, dass man diese Studie nicht allzu ernst nehmen darf; immerhin dürfte die British Cheese Group kein großes Interesse daran haben, die Überzeugung, dass Käse Albträume verursacht, irgendwie zu bestätigen – und dafür gibt es bislang auch keinen wissenschaftlichen Beweis. Allerdings gibt es einige Theorien über Verbindungen im Käse, die während Ihrer Schlafenszeit zu ungewöhnlichen Effekten führen können.

Käse hat einen hohen Gehalt an Tyrosin, einer Aminosäure. Wenn Sie gerne lang gereifte Sorten wie Parmesan, Gouda oder Greyerzer essen, kennen Sie sicher die kleinen weißen knackigen Körnchen im Käse, die wie Salzkristalle aussehen. Bei diesen Kristallen handelt es sich nicht um Salz, sondern um Körnchen aus Tyrosin, das während des Reifeprozesses im Käse durch enzymatischen Abbau der Proteine freigesetzt wurde. Im Körper wird Tyrosin zu Tyramin umgewandelt, einem Stoff, der wiederum die Freisetzung der Neurotransmitter Norepinephrin (Noradrenalin) und Epinephrin (Adrenalin) stimulieren kann. Durch diese beiden kann es zu Schlafstörungen kommen und diese wiederum können zu lebhaften Träumen führen. Demzufolge ist es unwahrscheinlich, dass eine kleine Menge Käse, kurz vor dem Schlafengehen verzehrt, genügend Tyrosin enthält, um eine derartige Wirkung zu zeitigen. Sie können Ihren Gouda beruhigt als Betthupferl genießen, denn die Angst vor Albträumen ist wohl der größere Käse.

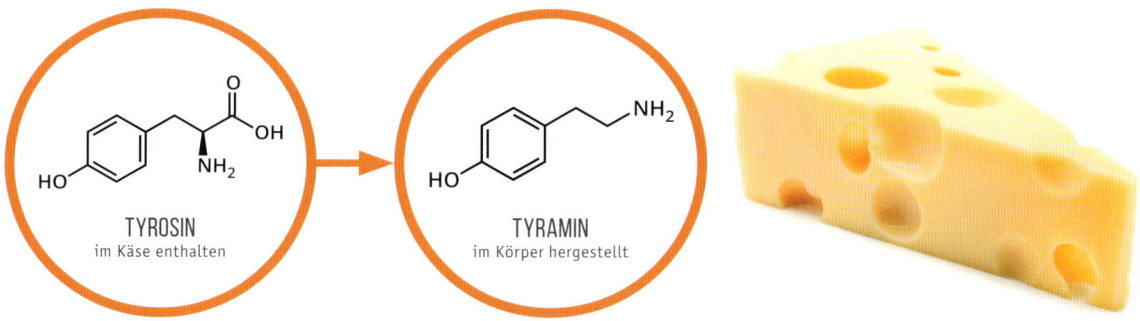

DIE WIRKUNG VON TYRAMIN

Vermutlich kann Tyramin zu einem erhöhten Spiegel der Neurotransmitter Adrenalin und Noradrenalin führen, und dieser kann dann die Ursache für schlechte Träume sein. Allerdings wird das kaum passieren, da der Tyrosin-Gehalt im Käse dafür nicht hoch genug ist.

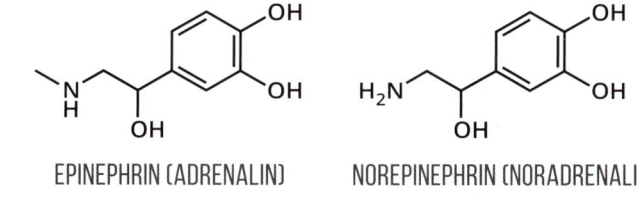

UNGEFÄHRER TYROSIN-GEHALT VERSCHIEDENER KÄSESORTEN

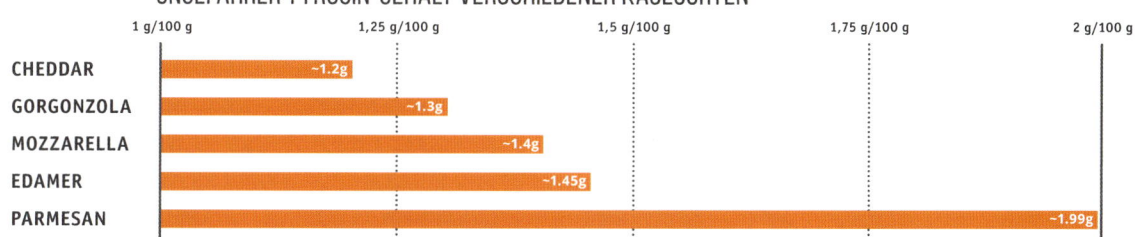

- CHEDDAR ~1,2g
- GORGONZOLA ~1,3g
- MOZZARELLA ~1,4g
- EDAMER ~1,45g
- PARMESAN ~1,99g

PSYCHE

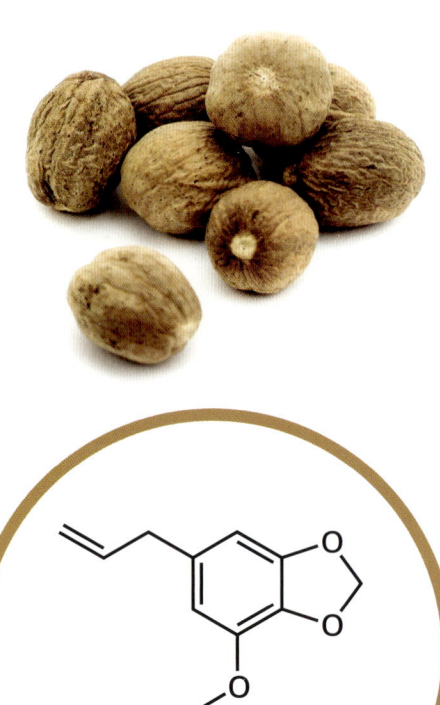

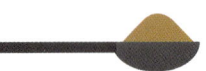

1 ESSLÖFFEL
reicht, um unangenehme Symptome herbeizuführen

SYMPTOME

   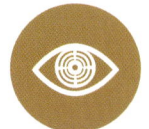   

ÜBELKEIT   HALLUZINATIONEN   HERZRASEN

Andere Auswirkungen, von denen berichtet wurde, sind Erbrechen, Euphorie, Hitzegefühl und trockener Mund

DAUER: WIRKUNG HÄLT NACH DEM VERZEHR 24–36 STD. AN

Berichten zufolge können die Nachwirkungen bei übermäßigem Verzehr von Muskatnuss in einzelnen Fällen bis zu einer Woche anhalten.

MYRISTICIN
halluzinogener Hauptstoff in der Muskatnuss

Vermutlich tragen auch andere Verbindungen einen gewissen Teil zur halluzinogenen Wirkung bei

ELEMICIN   SAFROL

WIESO KANN MUSKATNUSS HALLUZINOGEN SEIN?

Bestimmt haben Sie mit Drogen und Halluzinogenen nichts am Hut und kämen nie auf die Idee, dass Sie nur in Ihr Gewürzregal greifen müssen, um welche in der Hand zu halten. Allerdings ist die halluzinogene Wirkung der Muskatnuss schon seit Langem bekannt – eine Erwähnung ihrer berauschenden Wirkung findet sich bereits in historischen Aufzeichnungen aus dem 16. und 17. Jahrhundert. Doch welche chemischen Verbindungen kommen dafür als Ursache in Frage?

In der Muskatnuss wurden mehrere halluzinogen wirkende Stoffe gefunden, an erster Stelle aber Myristicin, das zu rund 1,3 Prozent in der reinen Muskatnuss vertreten ist. Anhand von Studien ist zu vermuten, dass die halluzinogene Wirkung der Muskatnuss auf dem in der Leber stattfindenden Abbau von Myristicin zu MMDA beruht, einer Droge, die zu den Amphetaminen zählt und als Psychedelikum bekannt ist. Obwohl ein solcher Abbau zu MMDA in der Leber bei Ratten beobachtet wurde, gibt es bislang jedoch keinen Beweis für eine derartige Umwandlung beim Menschen.

Interessant war das Ergebnis, als man einer Gruppe von Probanden eine signifikante Menge an reinem Myristicin (doppelt so viel wie in 20 g Muskatnuss enthalten) verabreichte: Zwar zeigte sich bei sechs von zehn Personen eine gewisse Wirkung, die jedoch im Vergleich zu der einer Muskatnuss viel schwächer als erwartet war. Das deutet natürlich stark darauf hin, dass andere Verbindungen ebenfalls, und nicht unerheblich, zum vollen „Muskat-Effekt" beitragen. Vermutlich handelt es sich um die Stoffe Elemicin und Safrol.

Bevor Sie nun nach einem experimentellen Esslöffel voll Muskatnuss greifen, sollten Sie schnell noch erfahren, mit welchen Auswirkungen Sie rechnen müssen. 1 bis 2 Milligramm Muskatnuss pro Kilogramm Körpergewicht können auf das zentrale Nervensystem einwirken (Myristicin blockiert Nervenimpulse, die für die Bewegung der unwillkürlichen Muskulatur in bestimmten Systemen des Körpers, wie Verdauungstrakt und Lunge, zuständig sind) und wie Einzelnachweise zeigen, reicht ein Esslöffel aus, um auch andere Symptome wie Übelkeit, Erbrechen, Hitzegefühl und einen trockenen Mund auszulösen.

Wie man sieht, kein besonders erfreuliches Bündel an Nebenwirkungen.

Und es geht auch nicht viel besser weiter, denn die meisten dieser Folgen sind nicht nur höchst unerfreulich, sie können auch über mehrere Tage, manchen Berichten zufolge auch über eine Woche, anhalten, wie zum Beispiel Seh-, Gleichgewichts- und Konzentrationsstörungen. Alles in allem ist es wahrscheinlich am besten, dass Sie Ihren Muskat ins Gewürzregal stellen und aufs Kochen beschränken.

WIESO STIMULIEREN KAFFEE UND TEE UNTERSCHIEDLICH STARK?

Tee enthält genau wie Kaffee Koffein. Offensichtlich hat das Koffein im Tee genau die gleiche Wirkung auf das Gehirn wie das im Kaffee, da es sich bei beiden um ein und dasselbe chemische Molekül handelt. Allerdings stimmen die meisten Leute darin überein, dass die stimulierende Wirkung von Kaffee viel stärker ist als die von Tee. Liegt das schlicht am niedrigeren Koffeingehalt oder gibt es etwas, das da chemisch anders abläuft?

Zunächst einmal enthält Tee zweifellos weniger Koffein als Kaffee. Zwar schwankt dieser Gehalt je nach Sorte und Zubereitung, doch im Allgemeinen enthält eine Tasse Tee etwa nur halb so viel Koffein wie eine gleichgroße Tasse Kaffee. Koffein wirkt, indem es die Rezeptoren für Adenosin blockiert und damit verhindert, dass dieser chemische Botenstoff im Gehirn seine Aufgabe erfüllt, nämlich müde macht. Logisch also, dass Ihnen die stimulierende Wirkung von Tee im Vergleich zu Kaffee schwächer erscheint – weniger Koffein kann nicht so viele Rezeptoren blockieren und das Adenosin waltet stärker seines Amtes.

Doch wenn es um die Unterschiede zwischen Tee und Kaffee geht, ist der chemische Hauptstoff nicht Koffein, sondern L-Theanin, eine Aminosäure, die gewöhnlich in Tee, aber nicht in Kaffee enthalten ist. Im Durchschnitt hat eine Tasse Schwarztee etwa 25 mg L-Theanin. Dem L-Theanin wird aufgrund von Messungen der elektrischen Aktivität des Gehirns (EEG) bei Probanden nach der Einnahme von isoliertem Theanin zugesprochen, dass es beruhigend und entspannend aufs Gehirn, aber nicht einschläfernd wirkt.

Die Studie wurde mit höheren L-Theanin-Konzentrationen durchgeführt, als im Tee zu finden sind, doch weitere Studien konnten zeigen, dass auch geringere Konzentrationen von Theanin, die denen der normalen Nahrungsaufnahme entsprachen, zu dieser Wirkung führten.

Andere Studien zielten darauf ab, die Wirkung von L-Theanin in Kombination mit Koffein zu untersuchen. Man fand heraus, dass Probanden, die ein Getränk mit einer Kombination aus L-Theanin und Koffein erhielten, ihre Aufgaben schneller und genauer erledigten als jene, die ein Getränk mit nur Koffein oder ein Placebo getrunken hatten. Darüber hinaus erwies sich die Kombi-Gruppe bei Gedächtnistests als viel ruhiger und konzentrierter. Ein Nachteil ist, dass im Rahmen der Studie eine etwas größere Menge an L-Theanin und Koffein verabreicht wurde als die normalerweise in einer Tasse Tee enthaltene, was womöglich die Ergebnisse zumindest leicht verfälscht.

Daraus folgt also klar, L-Theanin hat Auswirkungen auf das Gehirn, und die sind auch dann noch messbar, wenn es in Dosen, die sich üblicherweise im Tee finden, aufgenommen wird. Seine wichtigste Wirkung entfaltet L-Theanin im Zusammenspiel mit Koffein, denn das Erstere lindert die Effekte hoher Koffeinmengen. Weitere Studien werden uns sicher mehr über den Unterschied der stimulierenden Wirkung von Tee und Kaffee verraten, doch in der Zwischenzeit scheint Tee für Sie die richtige Wahl zu sein, wenn Sie einen schwächeren Koffein-Kick wünschen.

PSYCHE

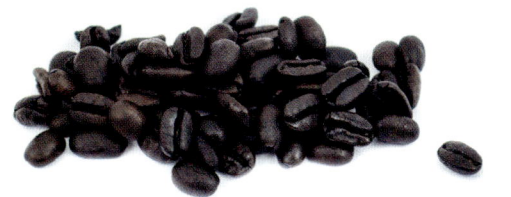
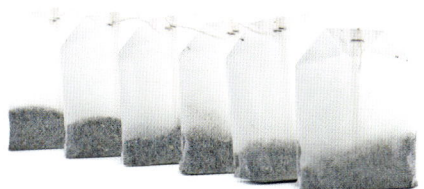

KAFFEE

KOFFEIN ~80mg
L-THEARIN 0 mg

Durchschnittliche Werte für eine Tasse Kaffee (200 ml)

TEE

KOFFEIN ~35mg
L-THEARIN ~25mg

Durchschnittliche Werte für eine Tasse Schwarztee (200 ml)

KOFFEIN

KOFFEIN GEGEN MÜDIGKEIT

Koffein konkurriert mit Adenosin, dem Stoff, der Müdigkeit verursacht, indem es an dieselben Rezeptoren anbindet und das Adenosin blockiert.

ADENOSIN

L-THEARIN

103

PSYCHE

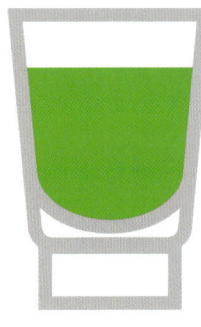
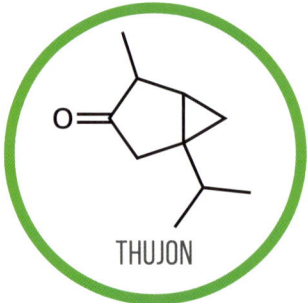

THUJON

THUJON – HALLUZINOGEN?

35 mg/L — Gesetzlich erlaubte Höchstgrenze für den Thujongehalt in Absinth. Vermutlich weitgehend derselbe Thujongehalt wie vor den Absinth-Verboten.

Es gibt keine schlüssigen Beweise für eine psychotrope Wirkung von Thujon. In den in Absinth gefundenen Mengen verursacht es keine Halluzinationen.

ZEITSCHIENE DER ABSINTH-KONTROVERSEN

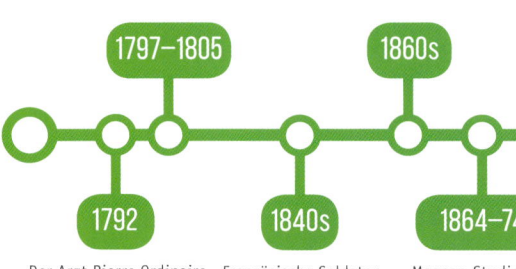

1792 — Der Arzt Pierre Ordinaire entwickelt die erste Rezeptur für modern destillierten Absinth.

1797–1805 — Henri-Louis Pernod eröffnet eine Reihe von Absinth-Destillerien in der Schweiz und Frankreich.

1840s — Französische Soldaten bekommen Absinth als vorbeugendes Mittel gegen Malaria.

1860s — Absinth wird in Frankreich immer beliebter; in vielen Cafés und Bars beginnt täglich um 17 Uhr die „Grüne Stunde".

1864–74 — Magnan-Studie über „Absinthismus".

1905 — In der Schweiz ermordet ein Bauer im Rausch seine ganze Familie – er hatte neben diversen Alkoholika auch Absinth getrunken – was zur Forderung nach einem Verbot führt.

1906–14 — In Belgien, Brasilien, den Niederlanden, der Schweiz, den Vereinigten Staaten und Frankreich verboten.

1990s — Der Absinth feiert in einigen Ländern wie Großbritannien (war dort nie verboten) sein Comeback.

2007 — Frankreich hebt als letztes großes Land das Absinthverbot auf.

VERURSACHT ABSINTH HALLUZINATIONEN?

Absinth ist eine mit Anis aromatisierte Spirituose, die aus Wermut und verschiedenen Kräutern hergestellt wird. Abgesehen davon, dass es sich um ein Getränk handelt, das mit einem Alkoholgehalt von bis zu 90 Prozent in den oberen Bereich der Spirituosen fällt, steht Absinth in dem Ruf, dass sein Konsum Halluzinationen verursacht. Von Anfang bis nahezu Ende des 20. Jahrhunderts war das Getränk in einer Reihe europäischer Staaten und den USA verboten, und obwohl er inzwischen wieder erlaubt ist, bleibt der Grund des Verbots an ihm haften: der Verdacht auf seine halluzinogene Wirkung.

Diesen äußerte der französische Arzt Valentin Magnan bereits im 19. Jahrhundert, und fasste die vom Absinth verursachten Syndrome unter dem Begriff „Absinthismus" zusammen: Abhängigkeit, Krampfanfälle und Halluzinationen. Für ihn war der Wermut der Hauptschuldige, und als Beweis für seine These dienten ihm die bei Tierversuchen aufgetretenen Krämpfe.

Wermut, der Hauptbestandteil im Absinth, enthält das Nervengift Thujon, das für seine Krämpfe verursachende Wirkung bekannt ist. Magnan isolierte Thujon und identifizierte es als Ursache für den Absinthismus. Doch bei den als Beweismittel herangezogenen Tests an Meerschweinchen, wurde den Tieren ein Wermutextrakt, der einen vielfach höheren Thujongehalt als Absinth hatte, verabreicht. Passionierte Magnan-Kritiker griffen diese Tatsache heraus und wiesen immer wieder darauf hin, dennoch legte der Arzt mit seiner Arbeit das Fundament für das Absinthverbot in vielen Ländern, das über Jahrzehnte in Kraft bleiben sollte.

Heute ist der Thujongehalt im Absinth gesetzlich geregelt – in der EU ist er zum Beispiel auf 10 Milligramm pro Liter begrenzt. Einige Hersteller versuchen immer noch, in ihrer Werbung auf die halluzinogene Wirkung ihres Getränks anzuspielen, aber es gibt absolut keinen Beweis dafür, dass Thujon zu Halluzinationen führt. Selbst in noch höheren Dosen als im Absinth genossen würde dies nicht passieren. Die für Krampfanfälle erforderliche Dosis Thujon ist mit Absinth allein praktisch nicht zu erreichen, da man zuvor schon einer Alkoholvergiftung erliegen würde.

Wir wissen also nun, dass die heute im Absinth zulässigen Mengen an Thujon unproblematisch sind. Doch vielleicht waren die vor dieser Regelung enthaltenen Mengen viel höher – könnten sie dann zu dem von Magnan beschriebenen Absinthismus geführt haben? Um zu beweisen, dass dies nicht der Fall ist, haben Forscher im Rahmen einer Studie 13 Flaschen Absinth aus der Zeit vor 1915, also vor dem Verbot in Frankreich, auf ihren Thujongehalt hin untersucht. Der Höchstgehalt an Thujon, den sie fanden, lag bei 48,3 Milligramm pro Liter und war damit noch zu gering, um Krämpfe zu verursachen. Zudem schlossen sie aus, dass sich der Thujongehalt mit zunehmendem Alter verändert haben könnte. Sie fanden nichts, was die Symptome des Absinthismus bewirken konnte – außer Ethanol.

Kurz gesagt, es scheint, dass Magnans Absinthismus-Symptome bei Menschen nicht mehr und nicht weniger als ein falsch interpretierter Alkoholismus waren. Und da es keinen Beweis für die halluzinogene Wirkung von Thujon gibt, kann der Absinth auch keinen Drogenrausch verursachen.

WIE WIRKEN ENERGYDRINKS?

Energydrinks wurden im Lauf der letzten Jahrzehnte regelrecht zum Modegetränk, der Markt boomte und inzwischen werden unzählige Sorten der verschiedensten Hersteller in den Läden angeboten. Sie werden als „Energie-Kick" zur Steigerung der körperlichen und geistigen Leistungsfähigkeit vermarktet – aber was davon ist wahr und was nur Marketinggefasel?

Zunächst einmal ist allein schon der Begriff „Energiegetränk" ziemlich irreführend. Obwohl der Zuckergehalt dieser Getränke sicherlich Energie liefert, ist dieser aber in den meisten Fällen mit dem anderer Softdrinks vergleichbar, die nicht als Energydrinks verkauft werden. Die anderen chemisch aktiven Bestandteile können durchaus einige Wirkung haben, sind aber keine Energiequelle im strengen Sinn des Wortes.

Neben Zucker beeinflusst Koffein als weiterer Hauptbestandteil dieser Getränke ihre Wirksamkeit. Wir haben bereits die Wirkung von Koffein erörtert und wie es durch Anbinden an die Adenosin-Rezeptoren die Verlangsamung der neuronalen Aktivität verhindert. In Deutschland sind maximal 32 Milligramm Koffein pro 100 Milliliter zulässig. Ein Energydrink (250 Milliliter) enthält also in der Regel etwa 80 Milligramm Koffein. In anderen Ländern kann der Koffeingehalt auch höher sein. Die amerikanische Gesundheitsbehörde FDA hat festgelegt, dass die tägliche Aufnahme von 400 Milligramm Koffein keine negativen Konsequenzen für die Gesundheit hat, obwohl andere Studien besagen, dass die vorübergehenden Nebenwirkungen wie Kopfschmerzen und Schlaflosigkeit manchmal auch bei eingenommenen Mengen ab 200 Milligramm auftreten.

Die Wirkung von Koffein hat nachweisbar einen Einfluss auf das Gehirn und trägt wahrscheinlich nach dem Konsum eines Energydrinks zu einer besseren Konzentrationsfähigkeit bei. Die meisten Energydrinks haben jedoch auch andere Inhaltsstoffe, am häufigsten findet sich Taurin. Taurin ist eine Verbindung, die ursprünglich aus der Ochsengalle extrahiert wurde und auch Hauptbestandteil der menschlichen Galle ist, allerdings wird das Taurin in den Drinks heute völlig synthetisch im Labor hergestellt. In unserem Körper hat es mehrere wichtige Aufgaben und ist an vielen Stoffwechselprozessen beteiligt, doch seine Wirksamkeit in Energydrinks ist umstritten.

In vielen Studien über die Einnahme von Taurin als Zusatz geht es nur um den Inhaltsstoff in Energydrinks, und diese werden oft zum Ermitteln von dessen Wirkung als Testsubstanzen eingesetzt. Da sie aber Koffein enthalten, ist es schwierig, von der Gesamtwirkung einzelne Effekte abzuziehen und sie dem Taurin zuzuschreiben. Die meisten Studien haben ergeben, dass der belebende Effekt dieser Getränke, der in den Marketingbotschaften propagiert wird, hauptsächlich auf das enthaltene Koffein zurückgeht. Die anderen Zutaten leisten dazu keinen nennenswerten Beitrag. Hält man sich dann noch vor Augen, dass der Koffeingehalt einer Tasse Kaffee dem einer Dose der Powerbrause entspricht, muss man nicht lange überlegen, ob die Werbung zu viel verspricht oder nicht.

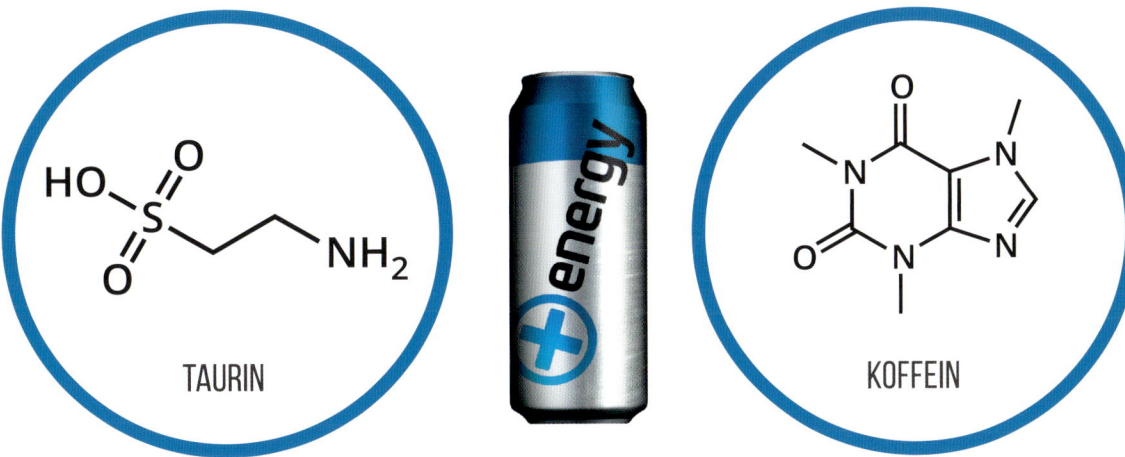

TAURIN

KOFFEIN

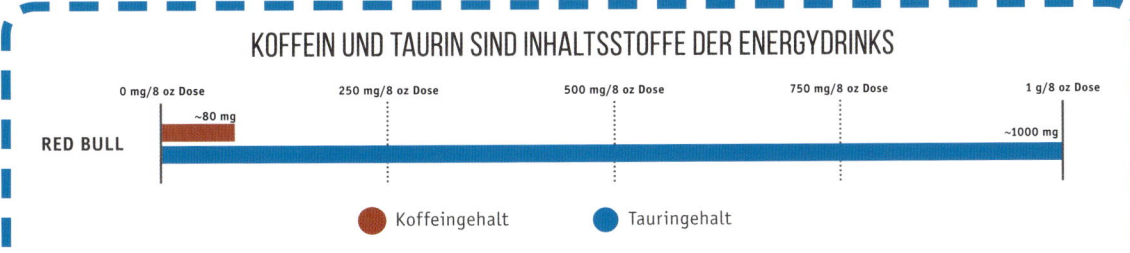

KOFFEIN UND TAURIN SIND INHALTSSTOFFE DER ENERGYDRINKS

RED BULL — 0 mg/8 oz Dose · ~80 mg · 250 mg/8 oz Dose · 500 mg/8 oz Dose · 750 mg/8 oz Dose · 1 g/8 oz Dose · ~1000 mg

● Koffeingehalt   ● Tauringehalt

EINIGE STUDIEN ZEIGTEN, DASS ENERGYDRINKS EINE MÄSSIGE WIRKUNG AUF DIE AUSDAUER HABEN, ANDERE DAGEGEN, DASS SIE GAR KEINE HABEN. WENN SIE ÜBERHAUPT EINE WIRKUNG ZEITIGEN, SO STAMMT DIESE VOM KOFFEIN UND NICHT VOM TAURIN.

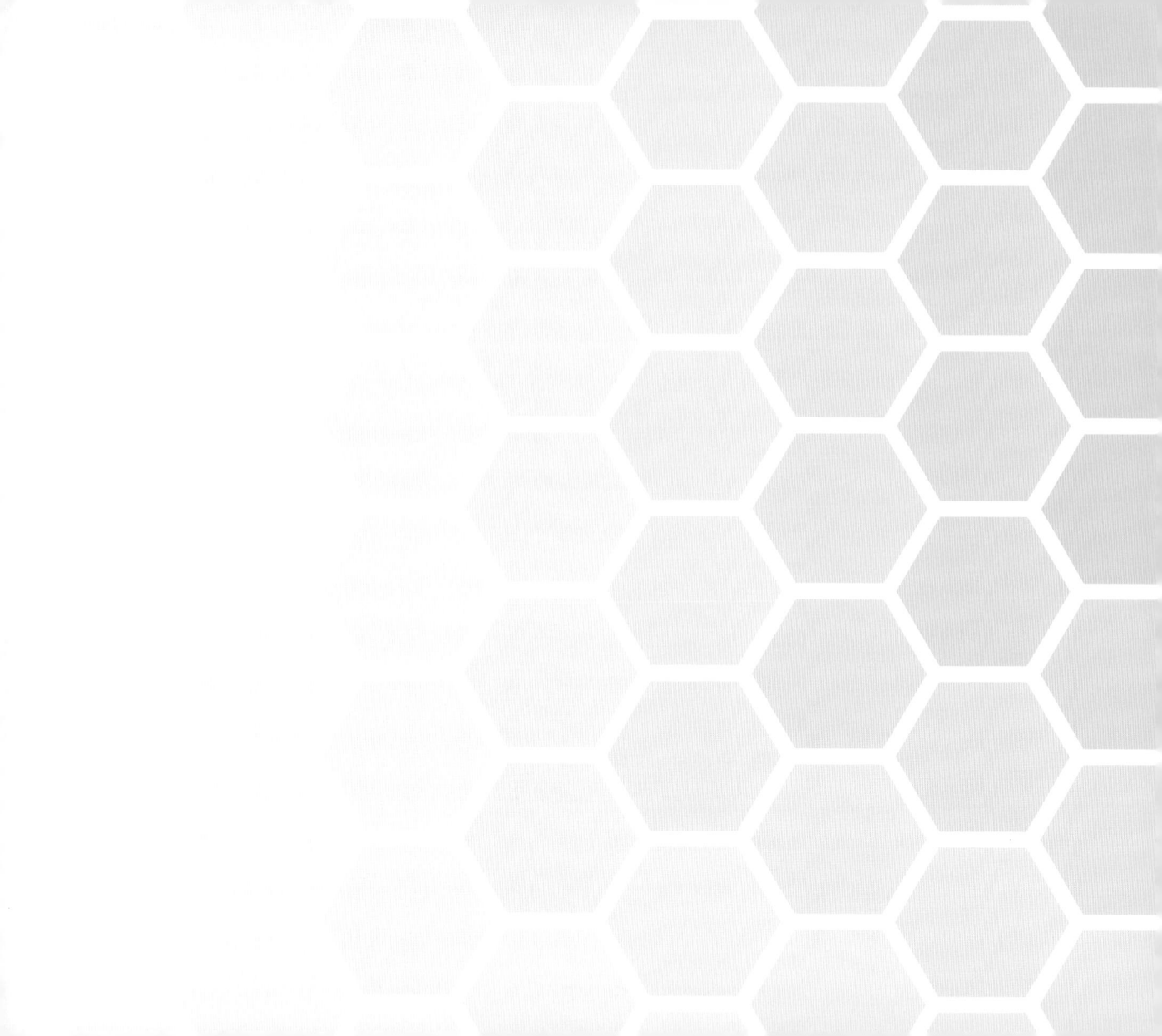

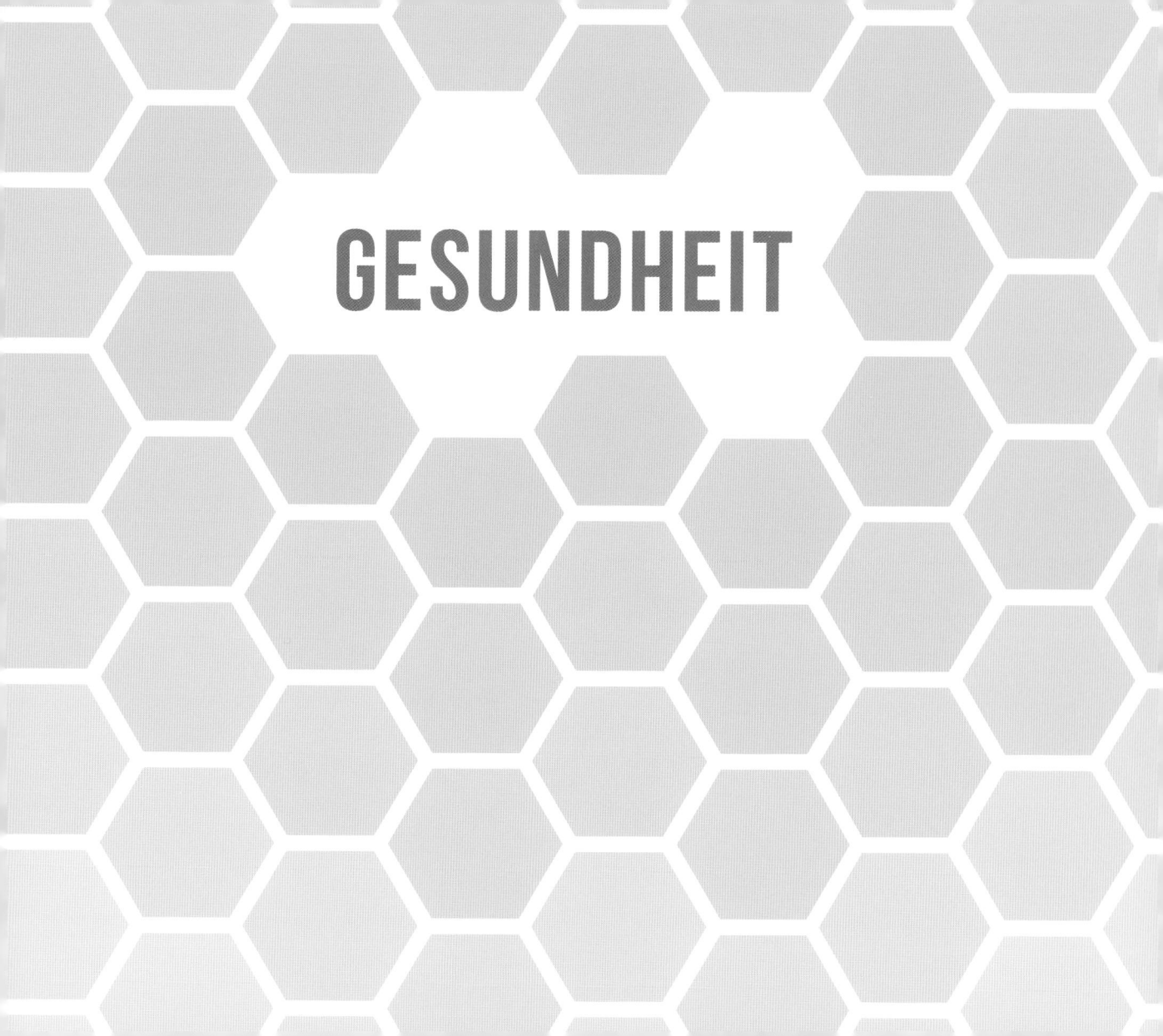
GESUNDHEIT

85+ MEDIKAMENTE

interagieren mit Grapefruit

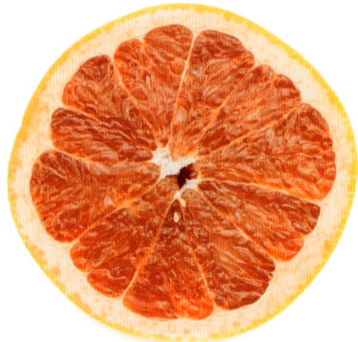

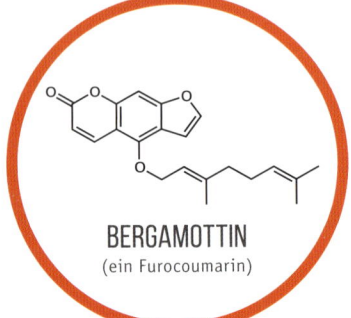

BERGAMOTTIN
(ein Furocoumarin)

ACEBUTOLOL ALISKIREN AMITRIPTYLINE AMIODARONE AMLODIPINE AMPRENAVIR APIXABAN ATORVASTATIN BUDESONIDE BUSPIRONE CAFFEINE CARBAMAZEPINE CARVEDILOL CILOSTAZOL CISAPRIDE CLARITHROMYCIN CLOMIPRAMINE CLOPIDOGREL COLCHICINE CRIZOTINIB CYCLOSPORINE DARIFENACIN DASATINIB DEXTROMETHORPHAN DIAZEPAM DIGOXIN DILTIAZEM DOMPERIDONE DRONEDARONE EPLERENONE ERLOTINIB ERYTHROMYCIN ESTROGENS ETOPOSIDE EVEROLIMUS FELODIPINE FENTANYL FESOTERODINE FEXOFENADINE FLUVOXAMINE ITRACONAZOLE LAPATINIB LEVOTHYROXINE LOSARTAN LOVASTATIN LURASIDONE MARAVIROC METHADONE METHYLPREDNISOLONE MIDAZOLAM NICARDIPINE NIFEDIPINE NILOTINIB NIMODIPINE NISOLDIPINE OXYCODONE PAZOPANIB PIMOZIDE PRIMAQUINE PROGESTERONE QUAZEPAM QUETIAPINE QUININE RILPIVIRINE RIVAROABAN SAQUINAVIR SCOPOLAMINE SERTRALINE SILDENAFIL SILODOSIN SIMVASTATIN SIROLIMUS SOLIFENACIN SUNITINIB TACROLIMUS TAMSULOSIN THEOPHYLLINE TICAGRELOR TRIAZOLAM VANDETANIB VERAPAMIL WARFARIN ZIPRASIDONE

Bei den unterstrichenen Medikamenten ist bekannt, dass ihre Einnahme in Verbindung mit Grapefruit zu sehr starken Wechselwirkungen führt. Diese Liste erfüllt nicht den Anspruch auf Vollständigkeit und enthält nicht alle Medikamente, bei denen es in Verbindung mit Grapefruit zu Wechselwirkungen kommen kann.

WARUM VERTRÄGT SICH GRAPEFRUIT MIT MANCHEN MEDIKAMENTEN NICHT?

Vielleicht haben Sie schon einmal vom „Grapefruitsaft-Effekt" gehört. Bei einer ganzen Reihe von Medis kann man im Beipack lesen, dass die Frucht (und deren Saft) bei gleichzeitiger Einnahme der Arznei nicht verzehrt werden darf, weil sonst Nebenwirkungen zu befürchten sind. Letztere gehen auf das Konto bestimmter chemischer Stoffe in der Grapefruit.

Die Hauptübeltäter sind eine Gruppe von organisch-chemischen Verbindungen, die Furoucumarine, insbesondere Bergamottin und Dihydroxybergamottin. Beide hemmen ein Enzym in der Darmwand, das eigentlich den Abbau des eingenommenen Medikaments vorantreiben würde. Somit kann sich die nicht abgebaute Arznei ansammeln und höher konzentriert ins Blut gelangen, was wiederum bedeutet, dass sich die Wirkstoffe womöglich in viel größerer Menge im Körper verteilen als vorgesehen. Und das kann gefährlich werden, denn jedes Medikament wird vom Arzt so verordnet, dass es in einer genau definierten Dosis eine ganz bestimmte Wirkung erzeugt. Jede Über- oder Unterdosierung macht daraus ein Glücksspiel mit unabschätzbaren oder sogar tödlichen Folgen.

Die Wirkung der Grapefruit bleibt leider nicht nur auf wenige Stunden begrenzt, denn die verringerte Aktivität des Enzyms normalisiert sich nur langsam wieder. Selbst nach ungefähr 24 Stunden hat es erst die Hälfte seines ursprünglichen Potenzials wieder erreicht und es kann 72 Stunden dauern, bis der Stoffwechsel von Neuem normal läuft. Schon eine ganze Grapefruit oder 200 Milliliter Saft können signifikante Wechselwirkungen mit dem eingenommenen Medikament auslösen. Je nach Wirkstoff und Konzentration können verschieden schwere Nebenwirkungen auftreten, von einem rapiden Verlust an Muskelmasse bis hin zu Nierenversagen, Magen-Darm-Blutungen oder sogar plötzlichem Tod.

Die Pomelo wie auch die Pampelmuse, die beide eng mit der Grapefruit verwandt sind, können ebenfalls auf das Enzym einwirken, die Tangelos dagegen, eine Kreuzung aus Mandarinen und Pampelmusen, enthalten nur Spuren von Bergamottin und tun dies von daher nicht, sodass ihr Verzehr zusammen mit einem Medikament, das vom Grapefruit-Effekt betroffen ist, keinerlei Probleme bereitet.

Übrigens kann die an sich negative Wirkung der Grapefruit auf das Enzym auch von Vorteil sein, denn im Fall der Medikamente gegen Aids, die relativ schnell abgebaut werden, hat der gleichzeitige Verzehr der Frucht zur Folge, dass diese länger im Blut zur Verfügung stehen und vom Körper besser genutzt werden können.

WARUM BEUGEN ZITRONEN SKORBUT VOR?

Zitronen enthalten eine Reihe von Säuren. Die wichtigste, die Zitronensäure, benötigt sicher keine spezielle Vorstellung und hat sogar ihre eigene E-Nummer (E330). Es gibt in der Zitrone allerdings noch ein paar andere Säuren, die Bedeutsames leisten. Eine ist der Grund dafür, warum Zitronen als Vorbeugung gegen die Krankheit Skorbut empfohlen werden.

Die Zitronensäure trägt am meisten zum sauren Geschmack der Zitrone bei. Apfelsäure ist mit rund 5 Prozent in der Konzentration der Zitronensäure vorhanden. Sie hat ebenfalls ihr eigene E-Nummer (E296) und ist auch in Äpfeln und Kirschen als für den Geschmack verantwortliche Komponente enthalten.

Eine weitere Säure, die sich in den Früchten findet und oft mit der Zitronensäure selbst verwechselt wird, ist die Ascorbinsäure oder das Vitamin C. Der Vitamin-C-Gehalt einer Zitrone entspricht mit etwa 50 Milligramm pro Gramm dem einer Orange und liegt damit deutlich über dem einer Limette (~ 29 mg/100 g). Und genau diese Tatsache hat die britische Marine zu ihrem eigenen Nachteil viel zu spät erst Anfang des 20. Jahrhunderts erkannt.

Vitamin C benötigt der Körper, um Kollagen herzustellen, das Hauptprotein des Bindegewebes. Skorbut ist eine Erkrankung, die durch Mangel an Vitamin C entsteht und mit Symptomen wie Einblutungen in der Haut, Zahnfleischbluten, Zahnverlust, Gelbsucht, Müdigkeit, Gelenkschmerzen und Fieber einhergeht und bis zum Tod führen kann. Die Vitaminmangelerkrankung war vor allem für Schiffsbesatzungen ein Problem, denn da sie viele Monate auf hoher See verbrachten, konnten sie ohne Zufuhr an frischen Zitrusfrüchten ihren Vitamin-C-Spiegel nicht auffüllen und wurden oft von Skorbut dahingerafft. Erst Mitte des 18. Jahrhunderts haben Mediziner erkannt, dass Zitrusfrüchte ein wirksames Mittel gegen die Krankheit sind, und gegen Ende desselben Jahrhunderts wurden sämtliche Schiffe der Royal Navy mit Zitronen- oder Limettensaft ausgestattet.

Trotzdem wurde Skorbut Anfang des 20. Jahrhunderts wieder zum Problem, was vorwiegend an mangelnden Kenntnissen über das Vitamin C und seinen unterschiedlich hohen Gehalt in Zitronen und Limetten lag. Die britischen Schiffe wurden auf einmal statt mit Zitronen- mit Limettensaft ausgerüstet. Dem lag die fälschliche Annahme zugrunde, dass Zitronensäure das Skorbut-Gegenmittel und somit in sauren Limetten genauso wirksam vertreten sei. Das hatte fatale Folgen, denn da Vitamin C in Limetten weniger denn in Zitronen vorhanden ist, forderte Skorbut erneut einen hohen Zoll.

Erst 1932 brachte der ungarische Wissenschaftler Albert von Szent-György endgültig Klarheit darüber, welche Substanz die richtige Wirkung gegen Skorbut hat, indem er das Vitamin C isolierte und ihm den passenden Namen Ascorbinsäure gab – das „antiskorbutische" Mittel.

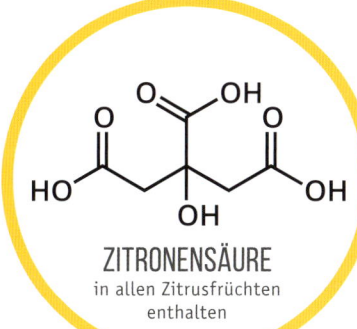

ZITRONENSÄURE
in allen Zitrusfrüchten enthalten

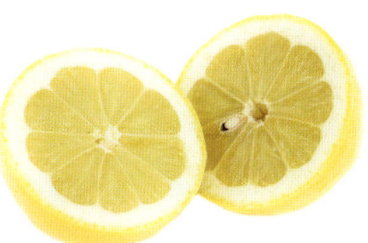

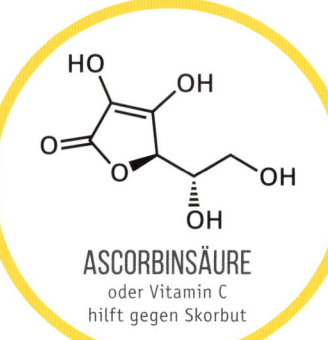

ASCORBINSÄURE
oder Vitamin C
hilft gegen Skorbut

SKORBUT
DIE SYMPTOME
Nach 3 Monaten Vitamin-C-Mangel

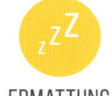 ERMATTUNG

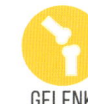 GELENK-SCHMERZEN

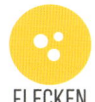 FLECKEN (PURPURA)

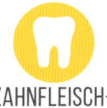 ZAHNFLEISCH-BLUTEN

 ATEMNOT

 GELBSUCHT

ZEITSCHIENE VON SKORBUT VON 1500–1800, VERMUTLICH STARBEN 2 MILLIONEN SEELEUTE AN SKORBUT

1500 V. CHR.	1499	1520	1747–62	1795	1932
Skorbut erstmals schriftlich erwähnt	Vasco da Gama verliert 116 seiner 170 Männer: durch Skorbut	Ferdinand Magellan verliert 208 seiner 230 Männer: durch Skorbut	James Lind Studien zeigen, Zitronensaft verhindert Skorbut	Britische Marine – Zitronensaft wird Pflicht	Vitamin C als Heilmittel gegen Skorbut
	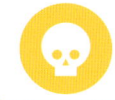				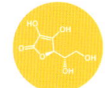

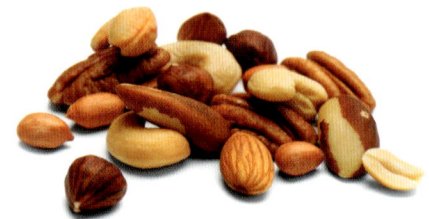

DIE ALLERGISCHE REAKTION

1 Nussprotein wird im Körper fälschlicherweise als Bedrohung interpretiert; Antikörper werden zur Bekämpfung freigesetzt.

2 Die gebildeten Antikörper binden an Mastzellen und basophilen Granulozyten an.

3 Diese Zellen setzen eine Reihe von chemischen Stoffen, darunter Histamin, frei.

4 In schweren Fällen kommt es aufgrund der Reaktion zur Erweiterung der Blutgefäße und dadurch zum allergischen Schock.

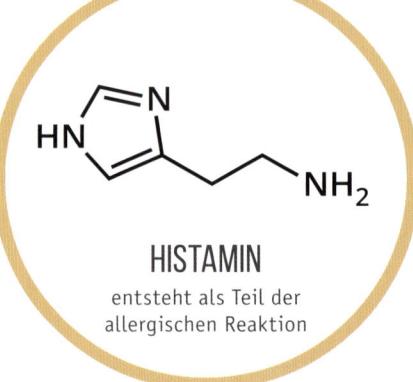

HISTAMIN
entsteht als Teil der allergischen Reaktion

1,3 % der erwachsenen US-Amerikaner haben Schätzungen zufolge eine Nussallergie

BAUMNUSS-ALLERGIE
Mandeln, Paranüsse, Cashews, Kastanien, Haselnüsse, Macadamia, Pekanüsse, Pistazien, Walnüsse

ERDNUSS-ALLERGIE
im Unterschied zu Baumnüssen zählen Erdnüsse zu den Hülsenfrüchten; dennoch sind viele Menschen gegen Nüsse und Erdnüsse allergisch

WARUM SIND MANCHE MENSCHEN AUF NÜSSE ALLERGISCH?

In der heutigen Zeit müssen Lebensmittel in den Supermärkten eine klare Kennzeichnung haben, aus der hervorgeht, ob sie Nüsse enthalten oder nicht. Selbst die Angabe, dass in dem Produkt Spuren von Nüssen drin sein können, darf auf der Packung nicht fehlen. Aber welche chemischen Prozesse führen zu den allergischen Reaktionen auf Nüsse in Lebensmitteln?

Schätzungen zufolge haben 1 bis 2 Prozent der Bevölkerung eine Nussallergie, und es wird angenommen, dass diese Zahl steigt. Die allergischen Reaktionen auf Nüsse oder Produkte, die sie enthalten, können schwer und lebensbedrohlich sein. Die genaue Ursache, warum jemand eine Allergie auf Nüsse entwickelt, ist noch weitgehend unbekannt und könnte auch erblich sein, wird dann aber nicht immer weitergegeben. Wir wissen jedoch, dass bestimmte Proteine in den Nüssen heftige allergische Reaktionen im Körper auslösen können.

Das genaue Protein kann von Nuss zu Nuss jeweils ein anderes sein. Die allergische Reaktion ist einfach eine Folge, dass der Körper eine harmlose Substanz als Bedrohung identifiziert, und seine Antwort ist stets die gleiche, egal auf welches Allergen. Wenn Sie zum ersten Mal diesem Allergen ausgesetzt sind, bildet Ihr Körper Antikörper, die spezifisch dafür ausgelegt sind, an die sogenannten Mastzellen zu binden, sowie an andere, ähnliche Zellen, die basophilen Granulozyten, oft auch Blutmastzellen genannt. In dieser Phase werden Sie noch keine Wirkung verspüren und es treten keine Symptome auf. Erst beim zweiten Kontakt mit dem Allergen binden die auf die Mastzellen gebundenen Antikörper nun auch an die Moleküle des Allergens, was beide miteinander vernetzt. Sobald genügend Antikörper zwischen beiden gebunden haben, entleeren die Mastzellen explosionsartig ihre Granula, die eine Reihe von chemischen Verbindungen, darunter auch Histamin, enthält.

Histamin erzeugt eine entzündliche Reaktion – dies kann zu Schwellungen, Niesen und Juckreiz führen – und ist ebenso weitgehend für die Symptome des Heuschnupfens verantwortlich. In schweren Fällen einer Nussallergie droht ein anaphylaktischer Schock, bei dem es nach der Erweiterung der Blutgefäße zu einem rapiden Blutdruckabfall kommt. Die wichtigste Gegenmaßnahme ist dann die Verabreichung von Epinephrin, besser bekannt als Adrenalin, das bewirkt, dass sich die geweiteten Blutgefäße wieder verengen.

Nun könnte man denken, dass Nussallergiker einfach nur keine Nüsse essen oder den Kontakt mit solchen meiden müssen. Das reicht aber nicht in allen Fällen, denn Berichten zufolge müssen Sie strengere Vorkehrungen treffen, wenn Sie auf Paranüsse allergisch sind. Wissenschaftlich dokumentiert ist der Fall einer Frau in Großbritannien aus dem Jahr 2006, die nach dem Geschlechtsverkehr mit ihrem Freund eine allergische Reaktion entwickelte. Sie selbst hatte zuvor zwar keine Nüsse gegessen, dagegen aber ihr Freund. Es zeigte sich, dass die für die Auslösung der allergischen Reaktion verantwortlichen Proteine wohl in der Lage sind, die Verdauungsprozesse zu überstehen und in das Sperma zu gelangen, was durch entsprechende Tests auch nachgewiesen werden konnte. Das ist der einzige dokumentierte Fall von einer Allergie-Übertragung beim Geschlechtsverkehr. Leider trennte sich das Paar, bevor weitere Forschungen betrieben werden konnten.

KANN MAN DURCH EINEN ZECKENBISS EINE FLEISCH-ALLERGIE BEKOMMEN?

Allergien sind bei vielen Menschen ein Teil ihres Alltags, sei es eine Nussallergie oder der Heuschnupfen. Die Auslöser für die Allergien unterscheiden sich, aber die Reaktion des Körpers ist immer dieselbe – wie wir sie bei der Nussallergie besprochen haben. Eine seltsame Form, die schätzungsweise Tausende von Menschen betrifft, ist die Allergie auf rotes Fleisch.

Sie wurde erstmals im Jahr 2007 beschrieben, und um ihren Ursprung zu analysieren, müssen wir uns zunächst mit einer bestimmten Zeckenart genauer beschäftigen. Die Lone-Star-Zecke findet sich in 28 Staaten der USA, vorwiegend in den östlichen, und wurde mit dem Aufkommen der Fleischallergie in Verbindung gebracht. Der Auslöser für diese Allergie ist eine bestimmte chemische Verbindung: ein Zucker, bekannt als Alpha-Gal.

Alpha-Gal wird von den meisten Säugern gebildet und findet sich gewöhnlich in ihren Zellmembranen. Menschen und Primaten sind jedoch eine Ausnahme, sie produzieren es nicht in ihren Zellen. Für unser Verdauungssystem ist Alpha-Gal an sich kein Problem, doch wenn es in den Blutkreislauf gelangt, ist das eine ganz andere Geschichte. Und nun kommt unser Parasit ins Spiel, denn die Lone-Star-Zecke gibt meist mit ihrem Biss auch das Alpha-Gal an ihre armen Opfer weiter. Da Alpha-Gal eben kein Molekül ist, das unser Körper produziert, behandelt das Immunsystem es als Eindringling, gegen den es auf der Stelle Antikörper produziert – und diese wiederum können dann eine allergische Reaktion auf rotes Fleisch auslösen.

Rotes Fleisch enthält nämlich auch Alpha-Gal und aktiviert somit die infolge des Zeckenbisses produzierten Antikörper. Die Reaktion erfolgt nicht sofort, sondern tritt in der Regel erst drei bis sieben Stunden nach dem Fleischverzehr auf und kann zu Nesselsucht, Entzündungen, Erbrechen, Durchfall und potenziell auch zu einem anaphylaktischen Schock führen. Für die Allergiker ist prinzipiell nur das Fleisch von Säugetieren ein Problem, von daher müssen sie solches von Rind, Schwein und Wild meiden, können aber durchaus Hähnchen, Pute und Fisch verzehren, die nicht zu den Säugern gehören und kein Alpha-Gal produzieren.

Leider gibt es für die Betroffenen weder eine Möglichkeit, die Allergie abzustellen oder einzudämmen, noch können Ärzte oder Wissenschaftler sagen, ob die heftige Reaktion im Laufe der Zeit wieder abklingt. Dafür Anfällige müssen wie andere Allergiker auch in erster Linie den Auslöser, also rotes Fleisch, meiden und stets einen EpiPen für den Fall eines anaphylaktischen Schocks bei sich tragen. Vermutlich breitet sich die Allergie im Moment gerade aus, denn sie ist längst nicht mehr auf die USA beschränkt, wie Berichte von Fällen in Frankreich, Australien und Deutschland zeigen.

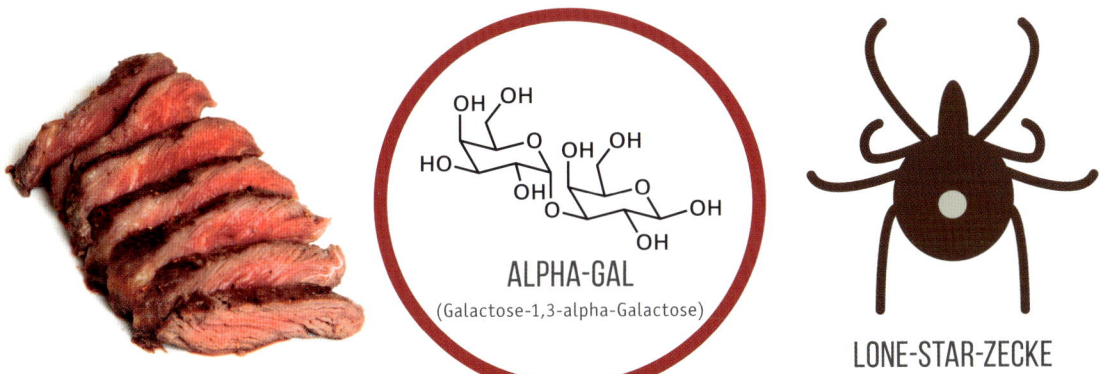

ALPHA-GAL
(Galactose-1,3-alpha-Galactose)

LONE-STAR-ZECKE

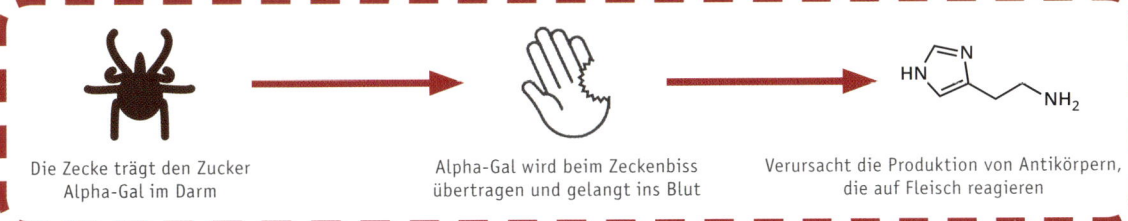

Die Zecke trägt den Zucker Alpha-Gal im Darm

Alpha-Gal wird beim Zeckenbiss übertragen und gelangt ins Blut

Verursacht die Produktion von Antikörpern, die auf Fleisch reagieren

WELCHES FLEISCH KÖNNEN BETROFFENE ESSEN?

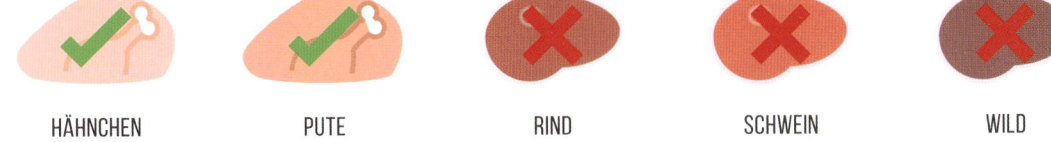

HÄHNCHEN · PUTE · RIND · SCHWEIN · WILD

DIE CHEMISCHE ZUSAMMENSETZUNG DES NELKENÖLS

EUGENOL
70–85 % der ätherischen Öle

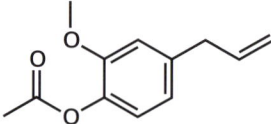

EUGENYLACETAT
15 % der ätherischen Öle

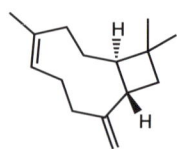

BETA-CARYOPHYLLEN
5–10 % der ätherischen Öle

DIE EIGENSCHAFTEN VON EUGENOL

Eugenol wirkt antiseptisch, entzündungshemmend, antimykotisch und hat analgetische Eigenschaften, wenngleich seine Verwendung als Mittel gegen Zahnschmerzen umstritten ist.

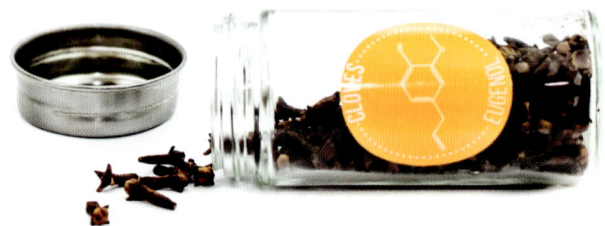

DAS AROMA VON NELKENÖL

EUGENOL
holzig-würziger Geruch

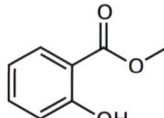

METHYLSALICYLAT
Wintergrün – minziger Geruch

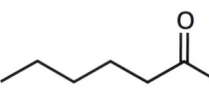

2-HEPTANON
fruchtig-würziger Geruch

WARUM KANN MAN NELKENÖL ALS ANTISEPTIKUM VERWENDEN?

Sie haben sicher auch irgendwo in Ihrer Küche Gewürznelken. Die Nelken, das beliebte Gewürz, sind die stark duftenden getrockneten Blütenknospen des ursprünglich auf den Molukken in Indonesien beheimateten Gewürznelkenbaums. Sie werden zum Würzen von Speisen verwendet, denen sie einen süßen, sehr aromatischen Geschmack verleihen, und zudem sind sie eines der Gewürze, die in keinem Glühwein fehlen dürfen. Darüber hinaus ist vor allem das aus den Nelken gewonnene Öl bekannt, das häufig in der Naturheilkunde, insbesondere zur Linderung von Zahnschmerzen empfohlen wird. Doch welche chemischen Inhaltsstoffe machen das möglich?

Nehmen wir gleich mal die Zusammensetzung des Nelkenöls unter die Lupe. Es gibt drei Arten, je nachdem, ob das Öl aus den Knospen, den Blättern oder den Stängeln gewonnen wird. Hier werden wir uns vorwiegend auf das Knospenöl konzentrieren. Es besteht aus drei Hauptverbindungen sowie unzähligen Nebenbestandteilen: Eugenol, das zu rund 70 bis 85 Prozent enthalten ist, Eugenylacetat, das etwa 15 Prozent ausmacht, und beta-Caryophyllen ist mit 5 bis 10 Prozent vertreten.

In der Hauptsache ist Eugenol der Stoff, dem das Nelkenöl seine Verwendung als Mittel gegen Zahnschmerzen verdankt. Es verfügt über eine beeindruckende Vielfalt an Eigenschaften: Es wirkt wie ein Lokalanästhetikum, antiseptisch, entzündungshemmend, antimykotisch, antibakteriell und insektizid. Was die Linderung der Zahnschmerzen anbelangt, so sind wir bei den betäubenden Eigenschaften, die Eugenol vor allem lokal auf bestimmte Bereiche aufgetragen entwickeln kann, indem es die Bewegung der Natriumionen hemmt und somit den Nerven die Kommunikation mit dem Gehirn erschwert, sodass diese zunächst keine Schmerzempfindung weiterleiten können.

Dennoch hat die amerikanische Gesundheitsbehörde FDA erklärt, es gebe derzeit nicht genug Belege dafür, um Eugenol als so wirksam bei Zahnschmerzen bewerten zu können. Das heißt nicht, dass es gar keine Wirkung hat, denn Studien haben gezeigt, dass es besser als ein Placebo wirkt, dieser Effekt aber nicht so signifikant ist, dass es von großem Nutzen sein kann.

Daneben wird Nelkenöl noch für einen etwas ungewöhnlicheren Zweck verwendet, nämlich zusammen mit anderen Inhaltsstoffen als Salbe zur Verhinderung eines vorzeitigen Samenergusses. Wahrscheinlich kommt auch hier die Wirkung des Eugenols auf die Nerven zum Tragen.

Letztendlich wird das Aroma der Nelken vom Eugenol und einigen in geringerer Menge enthaltenen Stoffen erzeugt. Ein solcher ist Methylsalicylat, ein als Wintergrün bekannter Ester; ein anderer ist 2-Heptanon, ein fruchtig-würziger Geruch. 2-Heptanon ist besonders interessant; ähnlich wie Eugenol kann er als Anästhetikum fungieren, und Forschungen haben ergeben, dass er auch in den Kiefern der Honigbienen vorkommt. Der Stoff wird als Sekret beim Stich der Biene ausgeschieden, um Eindringlinge in den Bienenstock zu lähmen, damit sie entfernt werden können. Die Entdeckung ist relativ neu, und der Stoff wurde zwecks möglicher zukünftiger Verwendung als Anästhetikum beim Menschen zum Patent angemeldet.

VERURSACHT MNG DAS CHINARESTAURANT-SYNDROM?

Mononatriumglutamat, oder kurz MNG, ist seit Langem der Bösewicht unter den Lebensmittelzusätzen. In Großbritannien prangen selbst an China-Imbissbuden Schilder mit „No MSG" und viele Websites locken mit Überschriften wie „Das ist die echte Wahrheit über MNG". Die wirklich „echte Wahrheit" über MNG ist schlicht: übelster Rufmord – wie ein kurzer Blick auf die Geschichte und die Forschung gleich zeigen wird.

MNG wurde erstmals 1908 in Japan aus Seetang gewonnen. Bald stieg es zu dem Gewürz auf, das den Speisen neben salzig, süß oder sauer die fünfte Grundrichtung gab, sie schmeckten „umami", das japanische Wort für „lecker". Ab Mitte des 20. Jahrhunderts war MNG eine beliebte Zutat in der japanischen und chinesischen Küche und trat auch in vielen anderen Ländern, darunter den USA, immer mehr in den Vordergrund, vor allem durch die asiatischen Restaurants und Imbissbuden.

Der Begriff Chinarestaurant-Syndrom wurde von Dr. Ho Man Kwok, einem chinesisch-amerikanischen Arzt, geprägt, der in seinem Brief an ein Wissenschaftsmagazin berichtete, dass er häufig nach dem Essen in Chinarestaurants unter Herzrasen und Taubheitsgefühlen leiden würde. Kwok konnte keine bestimmte Komponente seiner Mahlzeit als Ursache dafür nennen, dennoch stand der Schuldige gleich fest: MNG. Eine etwa zur gleichen Zeit von Dr. John Olney durchgeführte Studie gelangte dann noch zu dem Schluss, dass MNG in die Gehirne von Mäusen gespritzt zu Hirnschäden führen könne. Obwohl jeder sich auf diese Studie bezog, wurde der wichtige Fakt nie erwähnt, dass Olney mit Riesenmengen an MNG arbeitete, denn mit bis zu vier Gramm pro Kilogramm Körpergewicht lag seine Dosis um ein Vielfaches höher, als Menschen im Zuge einer ausgewogenen Ernährung konsumieren würden. Um es in Relation zu setzen, in den Industrienationen nehmen wir im Schnitt nie mehr als ein Gramm über den Tag verteilt zu uns. Wollten wir nun die höchste Dosis erreichen, die Olney bei seinen Tests verwendet hatte, müssten wir 300 Gramm MNG auf einmal schlucken, also eine entschieden höhere Menge, als man in einem normalen Gericht aus einem chinesischen Take-away findet.

Im Rahmen einer Studie aus den 1970er Jahren, die immer unter den Teppich gekehrt wird, bekamen 11 Probanden über einen Zeitraum von sechs Wochen bis zu 150 Gramm MGN – ohne irgendwelche negativen Auswirkungen. In zahlreichen Studien und Analysen ist es nicht gelungen, einen Bezug zwischen den unerwünschten Symptomen und MNG herzustellen, und seine Verwendung als Nahrungsmittelzusatz wird von den zuständigen Behörden immer noch genehmigt.

Chemisch ist MNG einfach das Natriumsalz der Glutaminsäure, einer natürlich vorkommenden Aminosäure. Glutaminsäure, die sich in Tomaten, Schinken und Käse findet, ist chemisch dasselbe wie MNG – und beide werden vom Körper gleich behandelt. Würde MGN all die Symptome verursachen, die man ihm so häufig unterstellt, dann müssten aller Erwartung nach sämtliche Lebensmittel mit einem hohen Glutaminsäuregehalt genau dieselbe Wirkung haben. Merkwürdig, dass man nie einen der vielen, die unter dem Chinarestaurant-Syndrom leiden, auch nach dem Verzehr von Käse ganz furchtbar klagen hört.

GLUTAMINSÄURE
natürlich vorkommende Aminosäure

MONOAMMONIUMGLUTAMAT
Natriumsalz der Glutaminsäure

LEBENSMITTEL MIT NATÜRLICHEM GLUTAMINSÄUREGEHALT

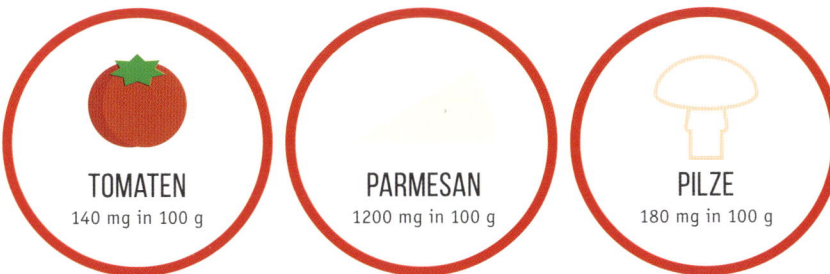

TOMATEN — 140 mg in 100 g

PARMESAN — 1200 mg in 100 g

PILZE — 180 mg in 100 g

In einer großen Anzahl von Studien konnte eine Verbindung zwischen den Symptomen des „Chinarestaurant-Syndroms" und MGN nicht hergestellt werden. Es gibt keinen Beweis, dass MGN bei normalem Gehalt in der Nahrung für den Menschen schädlich ist.

DIE SYMPTOME DES „CHINARESTAURANT-SYNDROMS"

KOPFSCHMERZEN

SCHWITZEN

ÜBELKEIT

MÜDIGKEIT

SACCHAROSE

ASPARTAM

SUCRALOSE

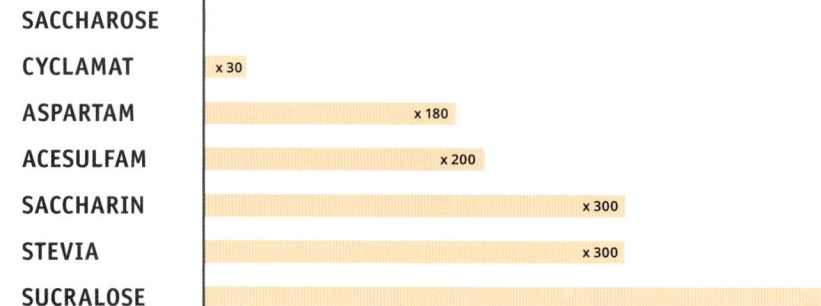

VERGLEICH DER SÜSSKRAFT VON KÜNSTLICHEN SÜSSSTOFFEN UND SACCHAROSE (ZUCKER)

- SACCHAROSE
- CYCLAMAT — x 30
- ASPARTAM — x 180
- ACESULFAM — x 200
- SACCHARIN — x 300
- STEVIA — x 300
- SUCRALOSE — x 600

Der Süßstoff Lugdunam ist als der bisher stärkste bekannt. Seine geschätzte Süßkraft ist über 300 000-fach höher als die von Zucker. Er ist aber noch nicht für die Verwendung in Lebensmitteln zugelassen.

WARUM WERDEN OFT SÜSSSTOFFE ANSTATT ZUCKER VERWENDET?

Mit Zucker schmecken die Lebensmittel großartig, aber wir wissen alle, dass zu viel davon keine gute Sache ist. Er spielt eine wichtige Rolle bei Karies – nahezu die einzige Erkrankung, zu der Zucker einen wissenschaftlich erwiesenen Beitrag leistet. Plaquebildende Bakterien können aus Zucker Energie für ihr Wachstum beziehen, von daher auch die ständigen Warnungen, den Stoff nur in vernünftigen Maßen zu konsumieren.

Kristallzucker, der uns häufig begegnet, ist chemisch als Saccharose bekannt. Fruktose ist der natürliche Zucker aus Früchten, also Fruchtzucker. Glukose ist ein weiterer gewöhnlicher Zucker und derjenige, der von Pflanzen durch Photosynthese synthetisiert wird. In Saccharose sind also je ein Molekül Glukose und Fruktose miteinander verbunden. Die natürlichen Zucker haben eine unterschiedliche Süßkraft – so schmeckt zum Beispiel Fruktose ein wenig süßer als Saccharose, der Milchzucker in der Milch hingegen nicht halb so süß.

Beim Genuss aller natürlichen Zucker droht das Schreckgespenst von Karies und Zahnverfall, und das ist auch der Hauptgrund, weshalb Hersteller stattdessen Süßstoffe einsetzen. Es gibt eine Unmenge dafür zugelassener Süßstoffe wie Aspartam, Saccharin, Sucralon und Stevia, um nur die bekanntesten zu nennen. Zwar haben sie alle unterschiedliche Strukturen, aber dennoch existiert eine Theorie, warum sie alle das Gefühl von Süße erzeugen.

Die Theorie vom „Dreieck des süßen Geschmacks" beruht auf der Annahme, dass ein Molekül drei verschiedene Gruppen von Atomen aufweist – eine Carbonylgruppe (C=O), eine Amid- (N-H) und eine hydrophobe Gruppe. Diese Gruppen müssen in einer bestimmten räumlichen Anordnung arrangiert sein. Die Carbonyl- und die Amidgruppe müssen etwa 0,3 Nanometer auseinanderliegen, wohingegen die hydrophobe Gruppe eine größere Distanz zur Amid- als zur Carbonylgruppe haben muss. Obwohl nicht jede süße Verbindung diesen Regeln folgt, scheinen sie doch eine relativ gute Annäherung zu sein.

Künstliche Süßstoffe verfügen im Vergleich zur Saccharose über eine vielfach höhere Süßkraft. So sind zum Beispiel Aspartam und Saccharin etwa 300-mal, andere sogar 2000-mal süßer. Dies bedeutet, man braucht viel weniger, um genauso viel Süße wie mit Saccharose zu erhalten, was den Herstellern Geld spart. Darüber hinaus begünstigen künstliche Süßstoffe die Entstehung von Karies nicht, weil sie plaquebildenden Bakterien keine Nahrung bieten.

Trotz dieser Vorteile haben künstliche Süßstoffe einen eher negativen Ruf. Insbesondere Aspartam sorgt immer wieder für schlechte Presse und wird oft beschuldigt, krebserregend zu sein. Aus den Bewertungen zur Sicherheit von Aspartam geht allerdings deutlich hervor, dass er selbst beim Verzehr in so großen Mengen, wie sie in Alltagsprodukten nicht annähernd zu finden sind, in keiner Verbindung mit Krebs oder Gehirntumoren steht. In einer neueren Studie wurde behauptet, dass eine hohe Aufnahme von künstlichen Süßstoffen zu einer Insulinresistenz und somit zu Diabetes führen kann. Die Studie stützt sich ausschließlich auf Tests bei Mäusen mit Saccharin. Da bislang entsprechende Humanstudien fehlen, lässt sich dies beim Menschen noch nicht bestätigen.

WAS SIND SULFITE UND WARUM SIND SIE IN ALKOHOLISCHEN GETRÄNKEN?

Sicher ist Ihnen beim Öffnen einer Flasche Wein schon einmal aufgefallen, dass neben Jahrgang, Alkoholgehalt und Abfüller mitunter auf dem Etikett auch „Enthält Sulfite" steht. Man könnte sich fragen, warum moderne Hersteller diesen Zusatz in ihren Getränken verwenden, doch tatsächlich ist diese Tradition schon seit Jahrhunderten fest verankert.

Das Verfahren des Schwefelns zum Haltbarmachen haben angeblich die Römer entdeckt, als sie Wein in Flaschen füllten, in die durch brennende Kerzen zuvor das Element Schwefel eingedrungen war. Nach dem Abfüllen war der Wein länger haltbar und hatte einen essigähnlichen Geschmack und Geruch. Das lag daran, dass beim Verbrennen schwefelhaltiger Stoffe Schwefeldioxidgas entsteht. Seit dem Mittelalter ist es nun gängige Praxis, den Wein durch Zusatz von Schwefeldioxid haltbarer zu machen.

Schwefeldioxid übernimmt bei der Konservierung gleich mehrere Aufgaben: Zum einen dient es als Antioxidationsmittel, da es das Fortschreiten der Oxidationsreaktionen verhindert. Im Wein bedeutet das, dass es dadurch die oxidationsempfindlichen Inhaltsstoffe schützt, die enzymatische Bräunung verhindert und somit dazu beiträgt, dass Farbe und Geschmack des Weins erhalten bleiben. Ebenso wichtig ist seine antimikrobielle Wirkung im Wein und anderen Getränken, denen es zugesetzt wird, da es das Wachstum von Hefen und Schimmelpilzen sowie Bakterien unterbindet, was zu einer Lebensmittelvergiftung führen würde.

Heute wird Schwefeldioxid den alkoholischen Getränken oft direkt in Form von Sulfiten zugesetzt. Das am häufigsten verwendete ist die Verbindung Natriumdisulfit, doch auch Kaliumdisulfit kommt verbreitet zum Einsatz. Mit Wasser vermischt erzeugen diese Verbindungen Schwefeldioxid, das dann wie beschrieben im Wein wirkt. Wir reden zwar gerade über Sulfite in alkoholischen Getränken, doch sie werden auch anderen Lebensmitteln beigegeben, beispielsweise bei Trockenobst oder Fleisch als Konservierungsmittel.

An sich produzieren die Hefen in Wein und Bier auf natürliche Weise auch selbst etwas Schwefeldioxid, doch für eine wirksame Konzentration muss sein Anteil künstlich erhöht werden. Also, wenn es um die Sulfite in unseren Getränken und Lebensmitteln geht, sollte man etwas vorsichtig sein. Das heißt, empfindliche Personen und Asthmatiker können auf Sulfite allergisch reagieren. Schätzungen zufolge erleiden 3 bis 10 Prozent der Asthmatiker nach dem Verzehr von sulfithaltigen Speisen und Getränken einen leichten bis sehr schweren Anfall. Für diese Menschen gibt es nur eines: auf alle Produkte mit Sulfiten zu verzichten.

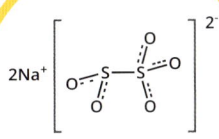
KALIUMDISULFIT
bevorzugter Zusatz

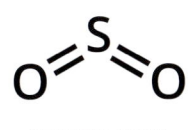
NATRIUMDISULFIT
oft als Ersatz verwendet

SCHWEFELDIOXID
von Sulfiten in Wein etc. erzeugt

WARUM SULFITE LEBENSMITTELN UND GETRÄNKEN ZUGESETZT WERDEN

Sulfite erzeugen Schwefeldioxidgas, das in einer Reihe von Lebensmitteln zahlreiche Aufgaben erfüllt, denn es wirkt als:

ANTIOXIDATIONSMITTEL
Verzögert Reaktionen, die zum Verfall oder Verlust von Farbe und Geschmack der Produkte führen.

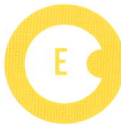
ENZYMHEMMER
Verzögert enzymatische Reaktionen, wie etwa die Bräunung bei Früchten.

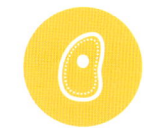
ANTIMIKROBIELLES MITTEL
Hemmt das Wachstum von Schimmelpilzen, Hefen und Bakterien.

UNGEFÄHRER MAXIMALER SCHWEFELDIOXIDGEHALT IN VERSCHIEDENEN KONSUMMITTELN

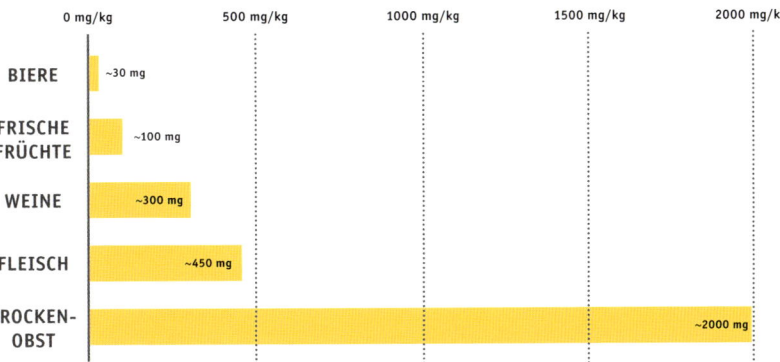

BIERE	~30 mg
FRISCHE FRÜCHTE	~100 mg
WEINE	~300 mg
FLEISCH	~450 mg
TROCKENOBST	~2000 mg

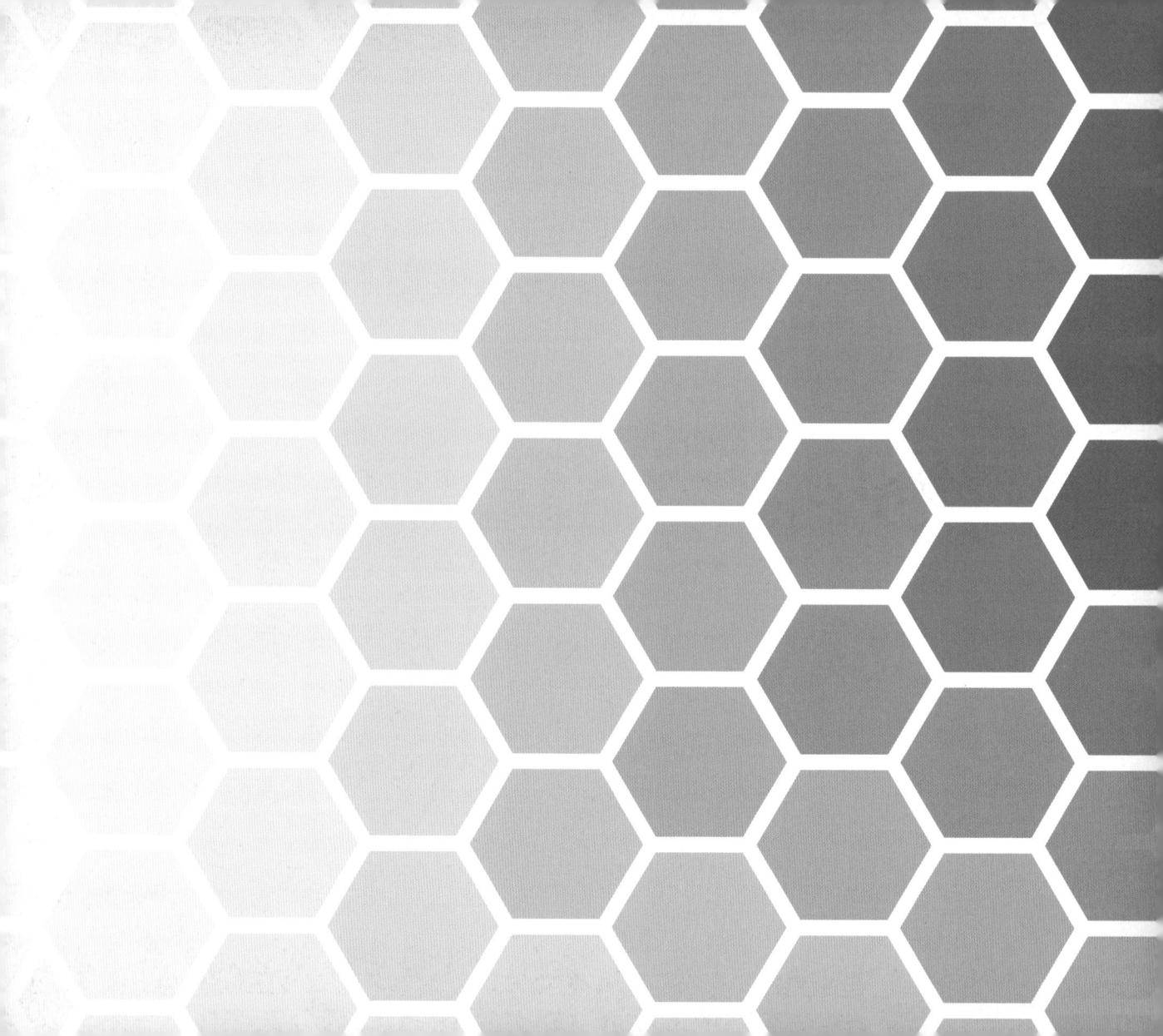

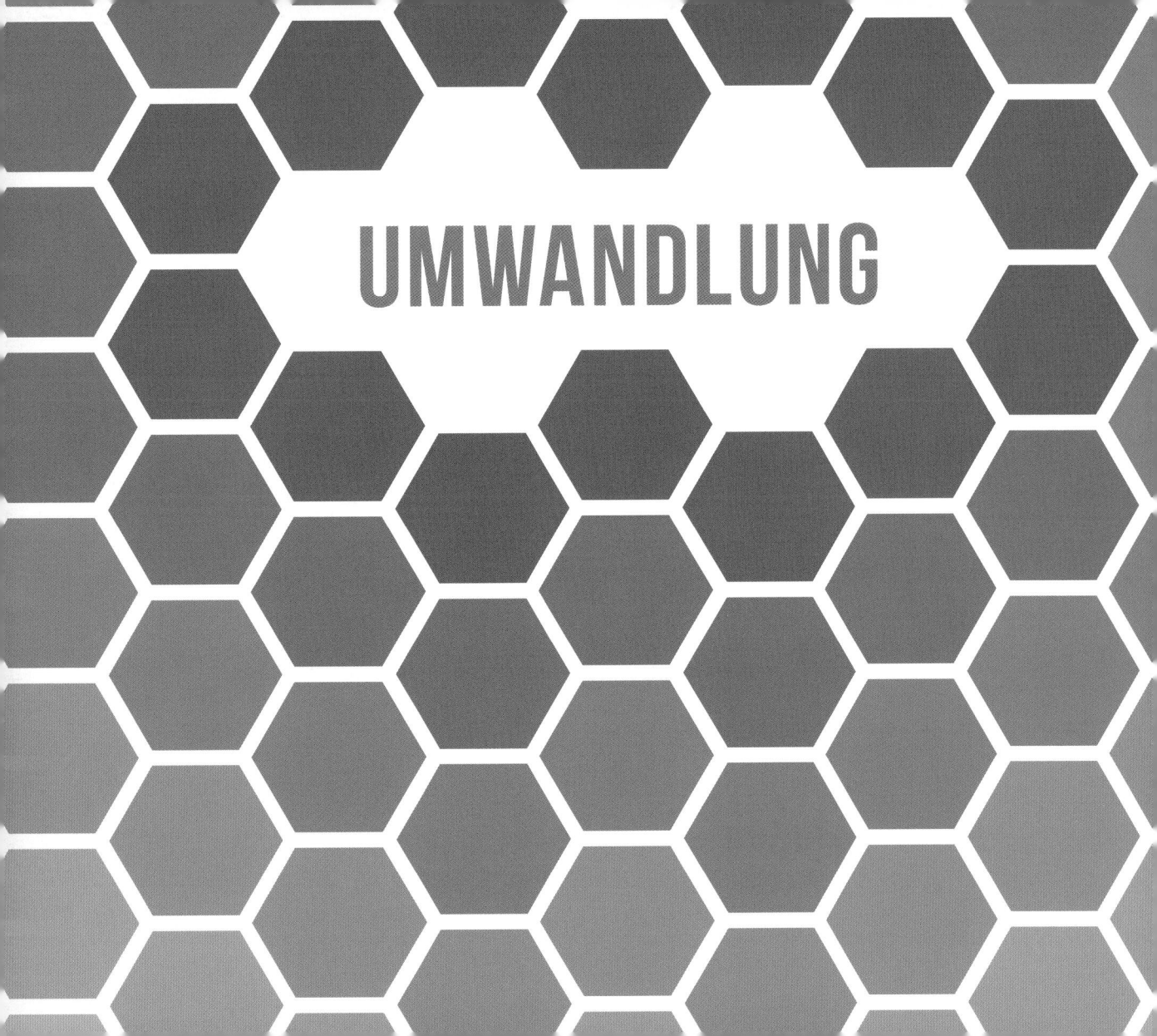

UMWANDLUNG

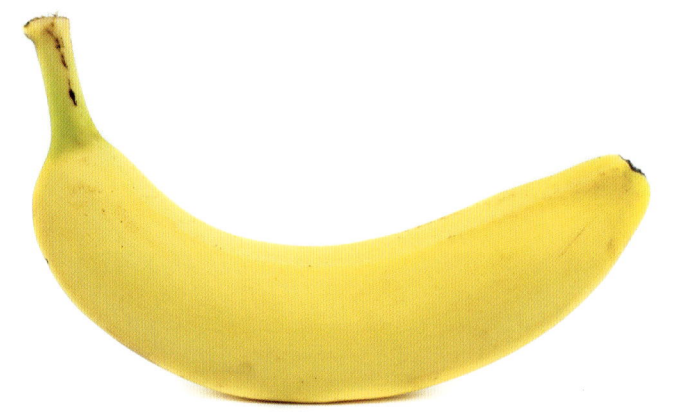

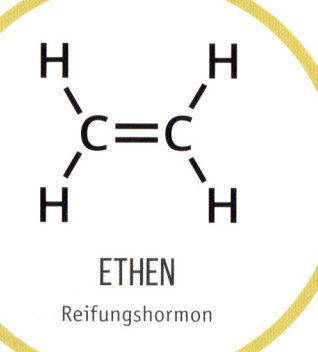

ETHEN
Reifungshormon

DIE AN DER REIFUNG BETEILIGTEN ENZYME

 PEKTINASEN
Bauen die Zellenwände in Pflanzen ab – machen das Fruchtfleisch weicher.

 AMYLASEN
Bauen Kohlenhydrate zu Zucker ab, bewirken, dass Früchte süß schmecken.

 HYDROLASEN
Bauen Chlorophyll ab, was im Reifeprozess zur Änderung der Farbe führt.

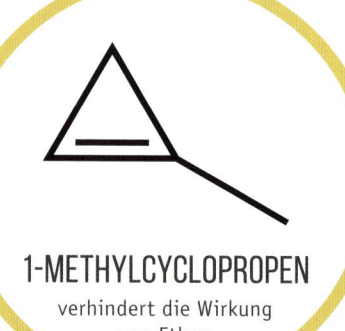

1-METHYLCYCLOPROPEN
verhindert die Wirkung von Ethen

LASSEN BANANEN ANDERE FRÜCHTE SCHNELLER REIFEN?

Bananen werden in 107 Ländern angebaut, und obwohl sie in früheren Zeiten einmal als exotisch galten, zählen sie inzwischen längst zu den gängigsten und beliebtesten Früchten weltweit. Sie werden grün vom Baum gepflückt, damit sie langsamer reifen und ihre gelbe Farbe bekommen, aber es kursiert gleichfalls der Rat, sie nicht im Kühlschrank aufzubewahren, weil ihre Schale sonst braun oder schwarz wird. Gemeint ist die enzymatische Bräunung, die wir schon bei der Avocado besprochen haben. Damit in Zusammenhang steht auch der Tipp, eine Avocado, die schneller reifen soll, mit einer Banane in einen Plastikbeutel zu geben.

Dieser Vorschlag mag zwar etwas merkwürdig klingen, aber wenn Sie ihn befolgen, können Sie sich tatsächlich den Vorzug eines chemischen Stoffes, den die Banane selbst erzeugt, zunutze machen. Es handelt sich um die trügerisch einfach aussehende Verbindung Ethen, die in der Banane als Reifungshormon fungiert. Ethen wirkt, indem es bestimmte Gene beim Entstehen der Frucht deaktiviert, was wahrscheinlich dann dazu führt, dass andere Gene die für die Reifung zuständigen Enzyme aktivieren. Dieses von den Bananen selbst produzierte Ethen kann auch in anderen Früchten den Reifeprozess stimulieren, und deshalb ist der Tipp mit der Plastiktüte gut und richtig.

Diesen Prozess können wir nutzen. Würden die Bananen nahezu gelb gepflückt, kämen sie sicher schon braun oder halb verrottet in unseren Supermärkten an. Aus diesem Grund werden sie grün geerntet und in diesem Zustand transportiert. Um sicherzugehen, dass sie auf ihrer Reise nicht überreif werden, setzt man oft einen anderen gasförmigen Stoff ein, der die Reifung verzögert. Üblicherweise handelt es sich dabei um das Begasungsmittel 1-Methylcyclopropen oder kurz 1-MCP, das durch Belegung der Ethylen-Rezeptoren verhindert, dass der durch Ethen ausgelöste Reifeprozess voranschreiten kann.

Auch wenn die Früchte noch viel zu grün verschifft worden sind, werden sie doch in weiter Ferne reif, sobald man sie entweder mit einem künstlichen Reifungsmittel oder mit Ethen begast.

Ethen hat noch eine andere außergewöhnliche Wirkung, die Sie selbst austesten können: Wenn eine Ihrer Blumen schneller Blüten zeigen soll, legen Sie einfach eine Banane daneben, und Sie werden sehen, dass dieser Reifebeschleuniger vor praktisch keiner Pflanze Halt macht.

WARUM WIRD WACKELPUDDING MIT EINIGEN FRÜCHTEN NICHT FEST?

Wer gerne Grütze oder Wackelpudding zubereitet, kann bestimmt ein Lied davon singen, denn mit manchen Früchten bekommt man einfach keinen Pudding, sondern Suppe. Insbesondere Ananas, Papaya und Kiwi führen anscheinend schnurstracks dazu, dass kein Gelee entsteht, egal wie lange man sie darin belässt. Dafür gibt es einen chemischen Grund, doch bevor wir uns mit diesem beschäftigen, müssen wir erst einmal wissen, was eigentlich vor sich geht, wenn Gelee fest wird.

Grütze, Gelee, Wackelpudding oder wie sie alle heißen bestehen aus Gelatine, die ihrerseits eine verarbeitete Version des Proteins Kollagen ist, das sich auch in Menschen oder Tieren findet. Wenn Sie heißes Wasser zur Gelatine geben, werden die schwachen Kräfte, die das Gewebe von Gelatine zusammenhalten, gebrochen, und die einzelnen Proteine sind dann frei beweglich. Sobald Sie das Gelee in den Kühlschrank stellen, damit es fest wird, verflechten sich mit zunehmender Kälte die zuvor beweglichen Proteine allmählich wieder und schließen dabei das Wasser ein, sodass die typische Konsistenz und das Aussehen von Gelee entstehen.

Ananas, Papaya und Kiwi stören diesen Prozess aufgrund der Enzyme, die sie enthalten. Ananas enthält das Enzym Bromelain, Kiwi das Enzym Actinidain und Papaya eines namens Papain. Wenngleich sie verschiedene Namen tragen, erfüllen sie alle drei denselben Zweck, das heißt, sie bauen Proteine ab. Obwohl es etwas seltsam anmutet, dass die Enzyme einiger Früchte Proteine zersetzen können, scheint die Erklärung simpel, denn sie dienen vermutlich dem Schutz der Pflanze gegen Parasiten und Schädlinge. Wenn diese Enzyme mit der Gelatine vermischt werden, zerlegen sie deren Proteine in kleine Teile, die dann nicht lang genug sind, um beim Abkühlen eine verschlungene Struktur zu bilden.

Falls Sie dennoch verzweifelt und unbedingt Ananasgelee machen möchten, hier noch eine gute Nachricht: Wenn Sie nicht wie gewohnt eine frische Ananas, sondern eine aus der Dose verwenden, ist dieses Problem schon gelöst. Das erklärt sich durch die Tatsache, dass die eingedosten Ananas schon einmal erhitzt wurden, um Bakterien abzutöten und das Obst haltbar zu machen, und durch die Hitze die Enzyme in der Frucht „denaturiert" wurden. Im Klartext, alle Enzyme, also auch die kleinen Spielverderber beim Geleekochen – und sobald die nicht mehr funktionieren, können Sie Ananas wie jede andere Frucht auch in Gelatinespeisen verarbeiten.

UMWANDLUNG

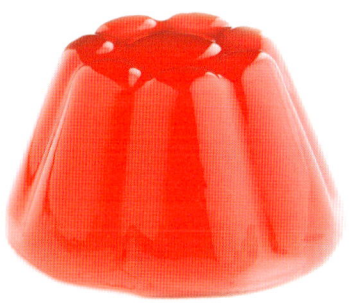

GELATINE

Die chemische Struktur der Gelatine wird aus langen Ketten von Aminosäuren, den Bausteinen der Proteine, gebildet. Das Bild darunter zeigt einen Abschnitt mit der typischen Struktur von Gelatine.

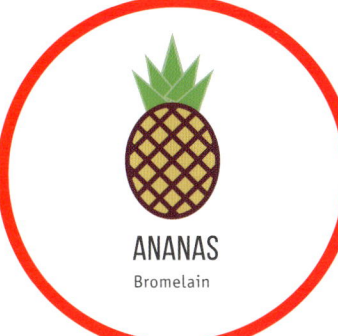

ANANAS
Bromelain

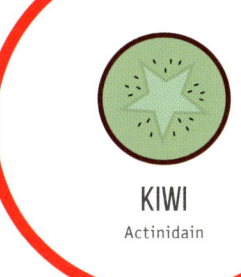

KIWI
Actinidain

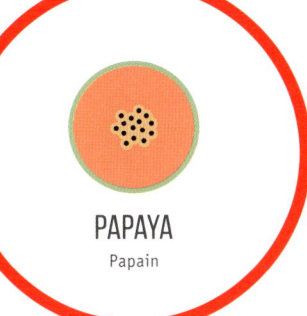

PAPAYA
Papain

DIE ENZYME IN DIESEN FRÜCHTEN BRECHEN DIE PROTEINSTRUKTUR VON GELATINE UND VERHINDERN SO, DASS DIESE FEST WIRD

UMWANDLUNG

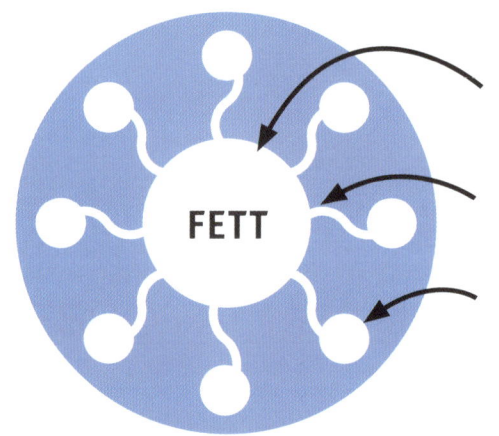

WIE DIE SAHNE-EMULSION GEBILDET WIRD

Sahne ist eine Emulsion von Fetttröpfchen in Wasser. Proteinmoleküle in der Sahne fungieren als Emulgator.

Ein Ende des Proteinmoleküls ist „hydrophob". Es löst sich nicht in Wasser, aber in Fett.

Das andere Ende ist „hydrophil". Es löst sich in Wasser und ermöglicht die Bildung der Emulsion.

WAS PASSIERT, WENN SAHNE GESCHLAGEN WIRD?

 → → →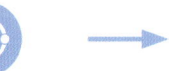

| Luftblasen werden eingeschlossen | Struktur der Fetttröpfchen wird zerstört | Fetttröpfchen verbinden sich und bilden eine Gelstruktur | Schichten aus Wasser und Fett, die durch Proteine verbunden sind, lassen die Sahne fest werden |

ANDERE BEISPIELE FÜR **EMULSIONEN**

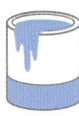 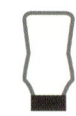 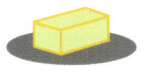 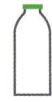

FARBE MAYONNAISE BUTTER MILCH

WARUM WIRD FLÜSSIGE SAHNE DURCH SCHLAGEN STEIF?

Schlagsahne gehört einfach zum Dessert, Kuchen, Eisbecher usw. Sie kaufen sie stets in flüssiger Form in Bechern, Tetrapaks oder Flaschen – es sei denn, Sie greifen lieber zur Aerosoldose, die Ihnen dann die ganze Arbeit abnimmt. Vom letzten Fall abgesehen, müssen Sie dann die Sahne vor dem Servieren erst steif schlagen – aber warum kann man die Flüssigkeit überhaupt durch Schlagen verdicken?

Lassen Sie uns mit den Grundlagen beginnen. Sahne ist das, was Wissenschaftler eine Emulsion nennen, und wahrscheinlich kennen Sie den Begriff aus dem Alltagsgebrauch in Zusammenhang mit Farbe, denn sie ist tatsächlich eine Art von Emulsion, genauso wie viele andere Mischungen auch. Als Emulsion bezeichnet man ein Gemisch aus zwei (oder mehr) Flüssigkeiten, wobei eine Flüssigkeit in Form von Millionen mikroskopisch kleiner Tröpfchen durch die andere dispergiert. Sahne ist eine Emulsion von Fetttröpfchen in Wasser.

Um zu verhindern, dass Emulsionen zerfallen, sind oft Emulgatoren notwendig, deren Moleküle aus zwei Teilen bestehen. Das eine Ende des Emulgator-Moleküls wird sich in Wasser lösen, aber nicht in Fett und wird hydrophil, also „wasserliebend" genannt. Das andere Ende des Moleküls heißt hydrophob, also „wasserabweisend", weil sich dieser Teil in Fetten und Ölen löst, aber nicht in Wasser. In der Sahne fungieren die Proteine als Emulgatoren und helfen, die Emulsion zu stabilisieren, indem sie sich um die Fetttröpfchen sammeln, sodass diese weiterhin in Wasser gelöst bleiben. Spülmittel sind ein weiteres Beispiel für Emulgatoren, indem sie dafür sorgen, dass Wasser und Öl sich mischen, damit Sie Ihr Geschirr effektiv säubern können.

Sie wissen jetzt also, was die Sahne ist, aber noch nicht, warum sie beim Schlagen steif wird. Dazu müssen wir einfach nur überlegen, was wir bei diesem Vorgang der Sahne hinzufügen. Während wir sie minutenlang schlagen, bringen wir immer mehr Luft in die Mischung. Diese winzig kleinen Bläschen werden darin eingeschlossen, zerteilen dort die Fetttröpfchen und bewirken, dass diese sich miteinander verbinden, während sie immer noch mit dem Wasser vermischt sind. Im Endeffekt entsteht dann dabei ein Schaum, der aus Schichten aus Fett und Wasser besteht, die durch Proteine verbunden sind, und außerdem kleine Luftbläschen enthält. Das Schlagen führt zu einer deutlichen Veränderung der Textur und des Aussehens der Sahne.

SOLL MAN SCHOKOLADE IM KÜHLSCHRANK AUFBEWAHREN?

Ob Schokolade in den Kühlschrank gehört oder nicht, ist eine umstrittene Sache. Allerdings kann die Chemie, die hinter der Schokostruktur steckt, hier mit Argumenten dienen.

Kakaobutter ist der Hauptbestandteil in der Schokolade. Sie setzt sich in erster Linie aus Fettmolekülen zusammen, und wie diese angeordnet sind, bestimmt die Struktur der Schokolade. Die Moleküle selbst verändern sich in diesen verschiedenen Strukturen überhaupt nicht; was sich jedoch ändert, ist die Art ihrer Anordnung oder Stapelung.

Die Fähigkeit einer Substanz, in unterschiedlichen Strukturen aufzutreten, nennt man Polymorphie und die Kakaobutter hat mindestens sechs verschiedene Strukturen oder Kristallformen. Diese unterscheiden sich darin, wie die Moleküle angeordnet sind, was wiederum Einfluss auf ihre Eigenschaften, wie Aussehen, Geschmack und Textur, hat.

Die optimale Kristallform der Schokolade, was Aussehen und Geschmack anbelangt, ist die Form V. Die Form hat ein glänzendes Aussehen, einen hörbaren „Knackeffekt" beim Brechen, die Schoko schmilzt im Mund und hat eine glatte Textur. Die anderen Formen können weich und bröckelig sein und zeigen oft einen Zucker- oder Fettreif. Zuckerreif entsteht durch Einwirkung von Feuchtigkeit (Luftfeuchtigkeit), weil da die Zuckermoleküle aus der Schokolade herausgezogen werden (sie beschlägt). Fettreif ist das Ergebnis von teilweisem Schmelzen, bei dem die Fette an die Oberfläche der Schokolade wandern.

Form V mag zwar die begehrteste Kristallform sein, leider ist sie aber nicht die stabilste der sechs und erfordert erst eine Temperierung, damit sie konstant in der Hauptform erscheint. Lässt man geschmolzene Kakaobutter auf natürliche Weise abkühlen, entsteht eine Mischung aus den Formen I bis IV. Beim Temperieren wird die Schokolade sehr langsam abgekühlt, da so eine größere Menge der Form V in gebildet wird. Nach dem Auskühlen kann sie dann wieder bis ganz knapp unter dem Schmelzpunkt erhitzt werden – dies schmilzt die Formen I bis IV, die niedrigere Schmelzpunkte haben, nicht jedoch die Kristalle der Form V. Kühlt die Schokolade dann erneut ab, verfestigt sie nach dem Muster der bestehenden Form-V-Kristalle, sodass sie am Ende praktisch rein aus dieser gewünschten Form besteht.

Form VI wird nicht durch Schmelzen erzielt, sondern entsteht nach Monaten aus Form V, deren Fettmoleküle mit der Zeit genügend Energie gesammelt haben, um zu Form VI überzugehen, die härter ist, schwerer im Mund schmilzt und auch schon Fettreif auf der Schokolade zeigen kann.

Den Übergang von Form V in VI kann man einfach durch das Aufbewahren der Schokolade im Kühlschrank aufhalten, weil die Moleküle bei niedrigen Temperaturen nicht genug Energie zum Konvertieren haben.

Sollte die Schokolade also doch im Kühlschrank liegen? Nun, nicht unbedingt, denn der plötzliche Temperaturwechsel kann sich auch negativ auf die Struktur und Qualität der Schokolade auswirken. Folglich müssen Sie selbst entscheiden, ob Sie die gewonnenen Erkenntnisse als Pro oder Kontra nehmen oder doch lieber das gekaufte Produkt, ohne das Risiko einer falschen Lagerung einzugehen, sofort verzehren.

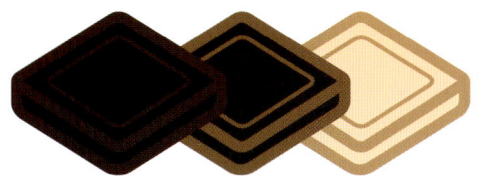

Die Moleküle der Kakaobutter können auf vielfältige Weise gestapelt werden und in unterschiedlichen Formen erscheinen – Polymorphie genannt. Jede Form hat andere Eigenschaften, die Geschmack und Qualität der Schokolade beeinflussen. Die wünschenswerte ist Form V.

UMWANDLUNG

FORM	I	II	III	IV	V	VI
SCHMELZPUNKT	17.3°C	23.3°C	25.5°C	27.3°C	33.8°C	36.3°C
WEICH	✓	✓				
FEST			✓	✓	✓	
HART						✓
BRÖCKELIG	✓	✓				
„KNACKEFFEKT"					✓	
GLANZ					✓	
FETTREIF	✓	✓	✓	✓		✓

→ ZUNEHMENDE STABILITÄT UND DICHTE

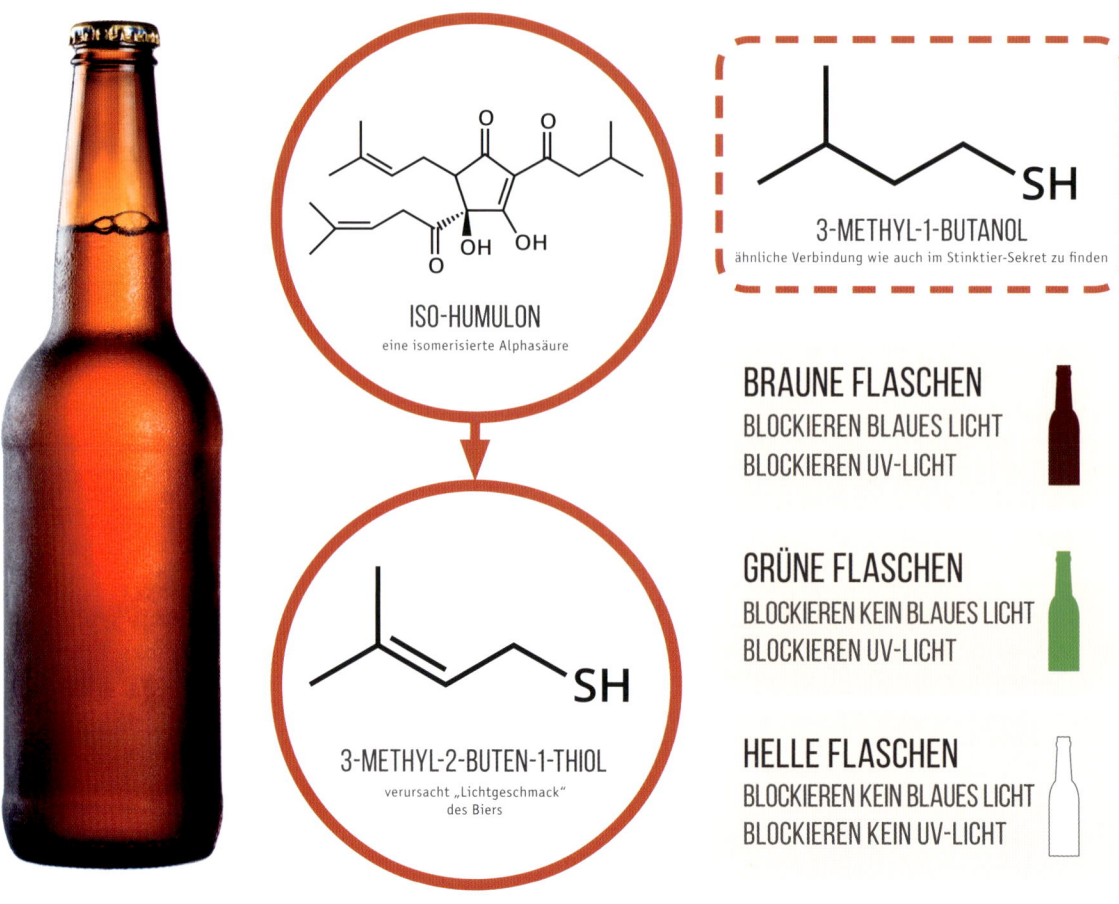

WARUM SIND BIERFLASCHEN MEIST AUS DUNKLEM GLAS?

Bestimmt haben Sie schon bemerkt, dass Bier fast ausschließlich in dunklen Glasflaschen oder in Dosen im Handel angeboten wird. Das ist nicht nur eine Frage der Ästhetik, dahinter steckt ein wissenschaftlicher Grund. Sie werden wohl kaum auf die Idee kommen, dass Bier schnell verderben kann, aber die dunklen Glasflaschen oder Dosen verhindern einen Prozess, der genau dazu führen würde.

Der beim Brauen verwendete Hopfen leistet einen wesentlichen Beitrag zum Aroma und der bitteren Geschmacksnote. Während des Brauprozesses werden die im Hopfen enthaltenen Alphasäuren zu isomerisierten Säuren abgebaut, das heißt zu Iso-Alphasäuren, die nicht nur den Bittergeschmack mit hervorrufen, sondern auch bei einem möglichen Verderben eine Rolle spielen.

Wenn Bier dem Licht ausgesetzt ist, lösen die Lichtphotonen einen Prozess aus, bei dem bestimmte Iso-Alphasäuren mit einer Reihe anderer schwefelhaltiger Würzstoffe (Riboflavin) zu 3-Methyl-2-buten-1-thiol (MBT) reagieren. MBT weist von der Struktur her kaum Unterschiede zu einer im Sekret des Stinktiers gefundenen Verbindung auf und hat einen ähnlich unangenehmen Geruch. Das bei diesem Prozess entstehende und unerwünschte Fehlaroma wird gemeinhin auch als „Lichtgeschmack" bezeichnet.

Hier kommen nun die dunklen Bierflaschen ins Spiel. Die Auslöser dieser Reaktion finden sich nicht im gesamten Spektrum des Lichts, sondern nur am blauen Ende in Wellenbereichen von 400 bis 500 Nanometer und im UV-Licht mit einer Wellenlänge unter 400 Nanometer. Braune Bierflaschen blockieren beide Bereiche, und die undurchsichtigen Dosen auch, sodass diese beiden die beste Wahl für Bier sind. Grüne Flaschen schirmen die Wellen im UV-Bereich ab, aber nicht die am blauen Ende, was wiederum bedeutet, dass Bier in ihnen eher Gefahr läuft, vom Lichtgeschmack betroffen zu sein, jedoch nicht sehr.

Komischerweise sieht man trotz des gefürchteten Lichtgeschmacks, der durch die dunklen Flaschen weitgehend gebannt ist, immer wieder auch Biere, die in hellen Glasflaschen verkauft werden. Der Grund ist, dass die Hersteller für diese nur einen geringen Anteil an Hopfen verwenden, und damit wird die Gefahr schon eingedämmt. Doch generell scheint die Flaschenfarbe auch eine Frage der Vermarktung zu sein, damit sich die eigenen Produkte besser von anderen unterscheiden.

WELCHE CHEMISCHEN VERBINDUNGEN MACHEN DIE MARMELADE FEST?

Beim Marmeladenkochen kann man an seine Grenzen stoßen, denn es ist ein heikler Prozess. Eine Reihe von Faktoren müssen haargenau aufeinander abgestimmt werden, damit das Gelee perfekt fest wird – und die Chemie kann dies erklären. Für die Herstellung sind drei wichtige chemische Dinge nötig: Zucker, Pektin und Säuren. Im Folgenden werden wir jedes davon etwas gründlicher beleuchten.

PEKTINE: Pektine sind lange verknüpfte Ketten von Zuckermolekülen, die sich natürlicherweise in den Zellwänden der Pflanzen finden. Obwohl wir meist nur von „Pektin" sprechen, sind die Strukturen sowohl verschieden als auch schwer zu bestimmen. Eine grobe allgemeine Struktur zeigt die Grafik, doch in Wirklichkeit kann die Gesamtstruktur wesentlich komplizierter sein. Pektine sind vor allem in den Schalen und Kernen der Früchte enthalten und spielen beim Abbinden der Marmelade eine ganz entscheidende Rolle.

Beim Kochen der Konfitüre werden die Pektine in den Früchten freigesetzt. Mit der richtigen Menge an Zucker und Säure können sich die Pektinmoleküle zu einem Gel-Geflecht verbinden. Dieses Geflecht erreicht gewöhnlich bei etwa 104 °C seinen höchsten Grad an Festigkeit und sorgt dann beim Abkühlen durch Einschließen der Wassermoleküle dafür, dass die Marmelade perfekt abbindet.

ZUCKER: Er ist nicht nur für den Geschmack, sondern auch für die Verfestigung der Marmelade wichtig. Viele Rezepte empfehlen, Zucker und Frucht im Verhältnis 1:1 zu verwenden. Aufgrund seiner Fähigkeit, die Wassermoleküle an sich zu binden, verbessert Zucker die Gelier-Kraft der Pektine, indem er verhindert, dass sie in getrennten Ketten bleiben, und wirkt zudem noch konservierend, weil er durch den Entzug des freien Wassers auch den Fäulnis erregenden Bakterien die Lebensgrundlage nimmt. Der endgültige Zuckergehalt in der Marmelade sollte zwischen 65 und 69 Prozent liegen.

SÄUREN: Auch sie tragen entscheidend zur Gelbildung der Pektine bei. Die COOH-Gruppen sind bei den Pektinen meist ionisiert, sodass Pektinmoleküle negativ aufgeladen sind und sich meist gegenseitig abstoßen, weshalb sie kein Gel-Geflecht bilden können. Um dies zu verhindern, brauchen wir in der Mischung einen pH-Wert von etwa 2,8 bis 3,3, der diese so sauer macht, dass die COOH-Gruppen nicht mehr ionisieren können und somit die Gefahr der Abstoßung gebannt ist.

Früchte enthalten natürliche Säuren – die bekannteste ist die Zitronensäure, aber auch Apfel- und Weinsäure zählen dazu. Zu einem gewissen Teil steuern die Früchte Säure bei, jedoch nicht genug, um den erforderlichen pH-Wert zu erreichen, sodass man im Normalfall Zitronensäure zusetzen muss.

Alles in allem wissen Sie jetzt, dass Gelieren eine chemische Reaktion zwischen Pektinen, Zucker und Fruchtsäuren ist. Damit haben Sie zwar noch keine Marmelade gekocht, aber wenn sie nicht fest wird, finden Sie schneller heraus, woran das liegt.

UMWANDLUNG

ZUCKER

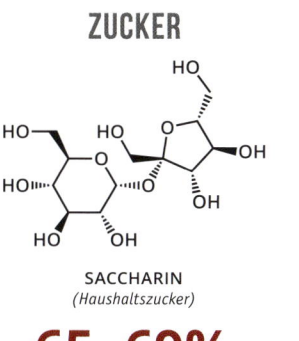

SACCHARIN
(Haushaltszucker)

65–69%
ZUCKERGEHALT SOLLTE IN MARMELADE SEIN

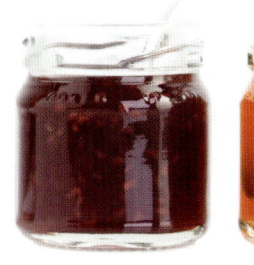
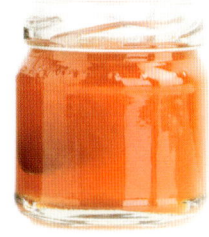

ABBINDEN & PEKTINE

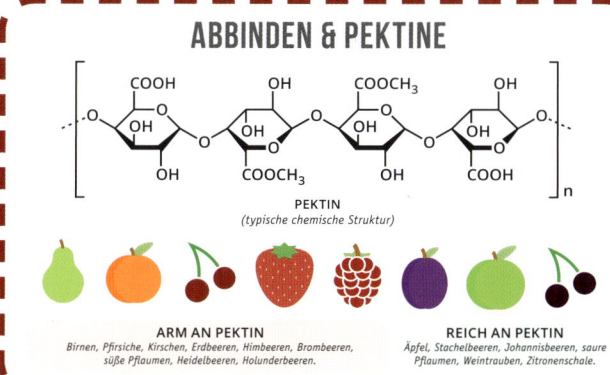

PEKTIN
(typische chemische Struktur)

ARM AN PEKTIN
Birnen, Pfirsiche, Kirschen, Erdbeeren, Himbeeren, Brombeeren, süße Pflaumen, Heidelbeeren, Holunderbeeren.

REICH AN PEKTIN
Äpfel, Stachelbeeren, Johannisbeeren, saure Pflaumen, Weintrauben, Zitronenschale.

pH

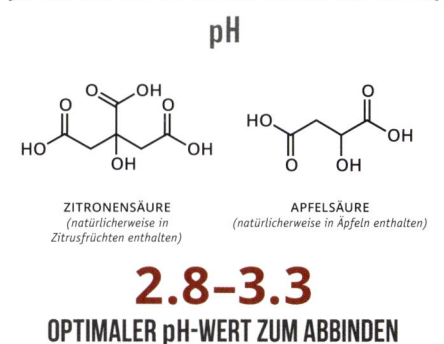

ZITRONENSÄURE
(natürlicherweise in Zitrusfrüchten enthalten)

APFELSÄURE
(natürlicherweise in Äpfeln enthalten)

2.8–3.3
OPTIMALER pH-WERT ZUM ABBINDEN

WAS VERURSACHT IM ROTWEIN DIESEN HERBEN UND PELZIGEN GESCHMACK?

Herber Geschmack und Adstringenz sind für viele Rotweine charakteristisch. Der herbe Geschmack bedarf keiner Erklärung, während wir die Adstringenz, die oft als trockenes Gefühl beschrieben wird, beim Kosten des Weines schnell wahrnehmen: Es zieht uns den Mund zusammen. Rotwein ist an sich eine komplexe Mischung aus einer Vielzahl von chemischen Stoffen. Es gibt keine genaue Zahl, aber die Schätzungen reichen von rund 800 bis zu über 1000 verschiedenen Verbindungen. Dabei machen die sogenannten Flavonoide nur 0,1 Prozent der durchschnittlich in Rotwein steckenden Stoffe aus – aber sie sind diejenigen, die die Geschmackserlebnisse verursachen.

Eine Familie von Verbindungen, die wir als Flavan-3-ole bezeichnen, trägt zur Herbheit des Weins bei. Sie stammen überwiegend aus den Traubenkernen, wobei Catechin und Epicatechin die primär in Rotwein enthaltenen Flavan-3-ole sind. Diese Verbindungen, die auch in hohen Konzentrationen in Tee und dunkler Schokolade vorkommen, sind vor allem für ihr großes antioxidatives Potenzial bekannt.

Die ähnlich klingenden Flavonole haben auch eine ähnliche Struktur wie die Flavan-3-ole. Dennoch sind die Unterschiede signifikant, denn im Gegensatz zu Letzteren tragen die Flavonole nicht zum herben Geschmack der Weine bei – an sich haben sie überhaupt keine sensorische Wirkung. Auch sie besitzen antioxidative Eigenschaften, die aber zumindest nach bisherigen Forschungen kaum zu Buche schlagen, da ihr Gehalt im Rotwein einfach zu gering ist. Allerdings bestimmen sie die Farbe der Rotweine mit.

Eine andere sehr wichtige Familie von Verbindungen, die vor allem die Herbheit und die Adstringenz hervorrufen, sind die Tannine. Diese sind Polymere, das heißt viele kleinere, zu einer langen Kette verbundene Moleküle. Weitere typische Beispiele für Polymere sind Kunststoffe oder die Cellulose in Pflanzen. Kondensierte Tannine sind die hauptsächlich in Rotwein vertretene Gruppe, die aus vielen verschiedenen miteinander verbundenen Flavan-3-ol-Molekülen besteht. In frisch gekeltertem Wein können bis zu 27 hiervon in einem Polymermolekül vorkommen. Eine gewisse Menge an Tanninen kann ebenso von den Holzfässern, in denen er reift, in den Wein gelangen.

Im Wein selbst können die Tannine den herben Geschmack und die Mundtrockenheit hervorrufen. Wobei Schwankungen in Bezug auf den Geschmack und die wahrgenommene Trockenheit in direktem Zusammenhang mit dem Tanningehalt stehen. Im Verband mit den Anthocyanen beeinflussen die Tannine auch die Farbe des Weins.

Zum guten Schluss: Tannine könnten auch die Ursache sein, warum manche Leute nach dem Genuss dieser Weine über Kopfschmerzen oder Migräne klagen. Studien haben gezeigt, dass diese Stoffe die Freisetzung von Serotonin, einem Neurotransmitter, im Gehirn bewirken, das bei hoher Konzentration genau zu diesen Beschwerden führen kann.

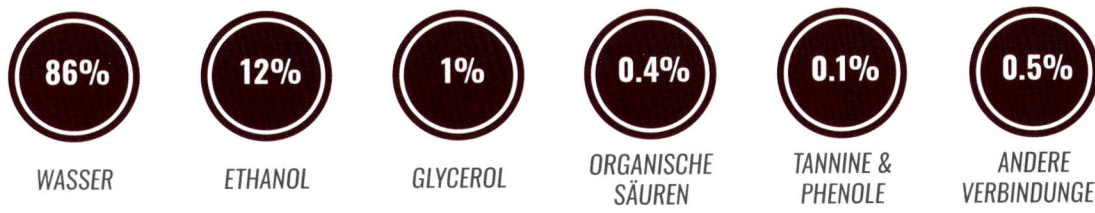

86%	12%	1%	0.4%	0.1%	0.5%
WASSER	ETHANOL	GLYCEROL	ORGANISCHE SÄUREN	TANNINE & PHENOLE	ANDERE VERBINDUNGEN

DIESE ZAHLEN BEZIEHEN SICH AUF DIE DURCHSCHNITTLICHE ZUSAMMENSETZUNG – DIE GENAUEN ANGABEN VARIIEREN VON WEIN ZU WEIN

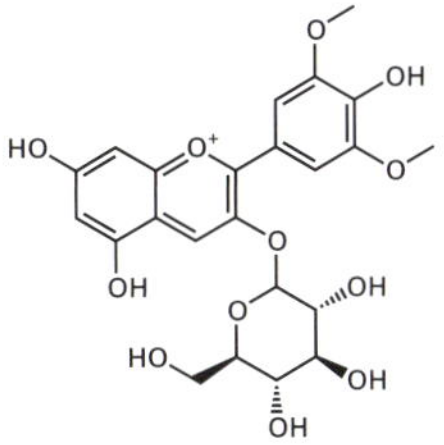

UMWANDLUNG

ANTHOCYANE
reagieren, um polymere Pigmente zu erzeugen

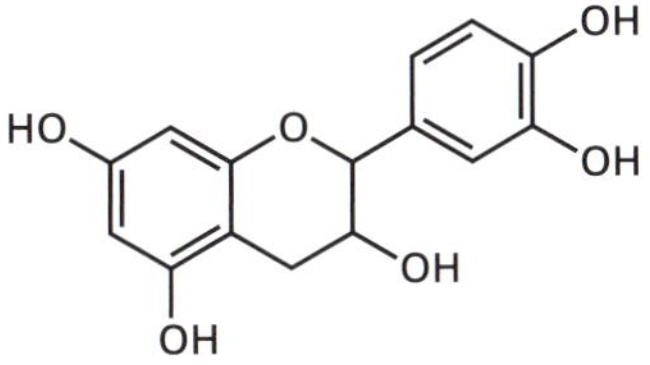

FLAVAN-3-OLE
Hauptursache für den herben Geschmack

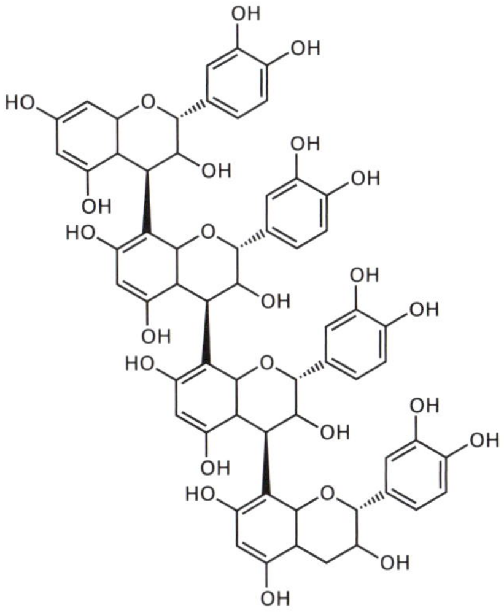

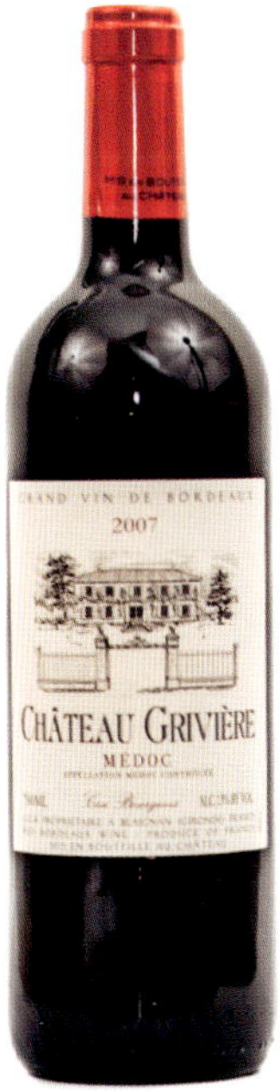

TANNINE
Quelle der Adstringenz; mit der Zeit einsetzende Veränderungen der Tanninstrukturen sind ausschlaggebend für Alterung und Reife des Weins

UMWANDLUNG

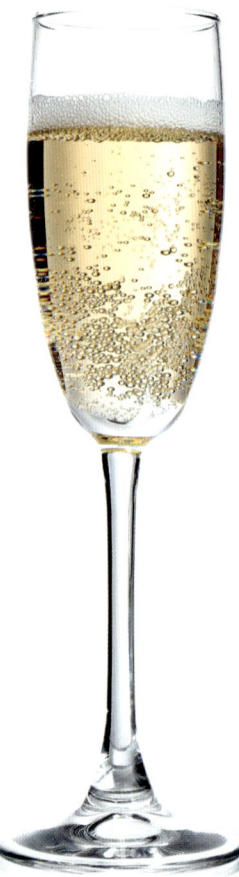

Wenn die Blasen im Sekt an die Oberfläche steigen, tragen sie Geschmacks- und Aromaverbindungen mit sich. Sobald sie an der Oberfläche platzen, werden die Stoffe in feine flüssige Tröpfchen verteilt – und etliche tragen erheblich zum Aroma bei. Eine Auswahl der Stoffe in den Blasen wird hier gezeigt – es gibt auch eine Reihe von Stoffen im Schaumwein selbst, die den Geschmack beeinflussen.

GAMMA-DECALACTON

Fruchtiges, pfirsichartiges, süßes Aroma

CAPRINSÄURE

Säuerliches Aroma mit Note von geröstetem Brot

METHYL DIHYDROJASMONAT

Süßes, fruchtiges, blumiges Aroma

7,8-DIHYDROVOMIFOLIOL

Trägt zum fruchtigen Aroma bei

LAURINSÄURE

Trockene und metallische Note

ETHYL MYRISTATE

Süßes, wachsartiges Aroma

WIE VERBESSERN DIE BLASEN IM SEKT SEINEN GESCHMACK?

Was wäre eine Feier ohne den obligatorischen Knall eines Sektkorkens? Man sieht es den aufsteigenden Blasen im Glas gar nicht an, sie erscheinen an sich eher schlicht, doch dahinter steckt eine Fülle interessanter Chemie – Chemie, die von entscheidender Bedeutung für den wahrgenommenen Geschmack und Duft des Schaumweins ist.

Die perlenden Bläschen gehen chemisch gesehen eindeutig auf das Konto von Kohlendioxid, das aus dem Gärungsprozess stammt. Sekt ist hier eine Ausnahme unter den Weinen, denn er durchläuft zwei Gärungsprozesse, einen vor der Flaschenabfüllung und einen in der Flasche. Die zweite Gärung, die für das Endprodukt entscheidende, wird von Kohlendioxid und Ethanol bewirkt.

Im Durchschnitt enthält der Sekt in einer 0,75-Liter-Flasche 7,5 Gramm gelöstes Kohlendioxid – das klingt zwar nicht viel, aber sobald die Flasche geöffnet wird, kommen etwa 5 Liter Kohlendioxidgas frei, wenn man den Sekt ausperlen lässt. Ein Sektglas mit einem Volumen von 0,1 Liter kann rund 20 Millionen Blasen freisetzen. Und das ist nicht einmal der Großteil des Kohlendioxids – nur etwa 20 Prozent entweichen aus dem Wein in Form von Blasen, die anderen 80 Prozent verflüchtigen sich über die direkte Diffusion.

Doch die Blasen verleihen dem Sekt nicht nur sein typisches Zischen und Prickeln, sondern bestimmen auch, wie Studien gezeigt haben, ganz erheblich Geschmack und Aroma. Wenn die Blasen an die Oberfläche steigen, nehmen sie Stoffe aus dem Wein mit nach oben, und diese zerfallen in kleine Tröpfchen, wenn die Blasen zerplatzen. Wissenschaftler haben die Zusammensetzung dieser Tröpfchen untersucht, indem sie diese auf einem direkt über das Sektglas gehaltenen Objektträger sammelten, in eine Lösung gaben und sie spektroskopisch auf enthaltene Stoffe durchsuchten.

Es wurde eine Vielzahl von Geschmacks- und Aromaverbindungen entdeckt, von denen eine Auswahl in der Grafik dargestellt ist. Hunderte von Komponenten waren vorhanden, die teilweise noch zu identifizieren sind; doch interessanterweise unterscheidet sich die Zusammensetzung dieser Tröpfchen vom Hauptkörper des Getränks – sicher, weil nur bestimmte Moleküle von den Blasen an die Oberfläche gezogen werden. Wie die Autoren der Studie erklärten, beeinflussen die meisten dieser Stoffe das Aroma des Sekts. Da die Tröpfchen durch das Platzen der Blasen dispergieren, sind Sektblasen von entscheidender Bedeutung sowohl für das Aroma als auch für den Geschmack. Ein Hoch auf sie! Prost!

UMWANDLUNG

LITERATUR DES AUTORS

S.15 ROSENKOHL
Drewnowski A, Henderson SA, Shore AB, Barratt-Fornell A. 1998. Sensory Responses to 6-n-Propylthiouracil (PROP) or Sucrose Solutions and Food Preferences in Young Womena. *Annals of the New York Academy of Sciences*. 855(1):797-801.

Turnbull B, Matisoo-Smith E. 2002. Taste sensitivity to 6-n-propylthiouracil predicts acceptance of bitter-tasting spinach in 3–6-y-old children. *The American Journal of Clinical Nutrition*. 76(5):1101-1105.

Drewnowski A, Henderson SA, Barratt-Fornell A. 2001. Genetic taste markers and food preferences. *Drug Metabolism & Disposition*. 29(4):535-538.

S.16 ARTISCHOCKE
Bartoshuk LM, Lee CH, Scarpellino R. 1972. Sweet taste of water induced by artichoke (*Cynara scolymus*). *Science*. 178(4064):988-990.

S.19 WUNDERBEERE
Brouwer JN, Van Der Wel H, Francke A, Henning GJ. 1968. Miraculin, the sweetness-inducing protein from miracle fruit. *Nature*. 220:373-374.

Hiwasa-Tanase K, Hirai T, Kato K, Duhita N, Ezura H. 2012. From miracle fruit to transgenic tomato: mass production of the taste-modifying protein miraculin in transgenic plants. Plant cell reports. 31(3):513-525.

S.20 ORANGENSAFT
Allison A, Marie A, Chambers DH. 2005. Effects of residual toothpaste flavor on flavor profiles of common foods and beverages. *Journal of Sensory Studies*. 20(2):167-186.

S.23 RAUCHFLEISCH
Hindi SS. 2011. Evaluation of Guaiacol and syringol emission upon wood pyrolysis for some fast-growing species. *International Science Index*. 5(8):533-537.

Simon R, de la Calle B, Palme S, Meier D, Anklam E. 2005. Composition and analysis of liquid smoke flavouring primary products. *Journal of Separation Science*. 28(9-10):871-882.

S.24 MILCH
Liu J, Yu CQ, Li JZ, Yan JX. 2001. Study on the deteriorating course of fresh milk by laser-induced fluorescence spectra. *Guang pu xue yu guang pu fen xi*. 21(6):769-771.

Bassette R, Fung DY, Mantha VR, Marth EH. 1986. Off-flavors in milk. *Critical Reviews in Food Science & Nutrition*. 24(1):1-52.

S.27 KORIANDER
Bhuiyan MNI, Begum J, Sultana M. 2009. Chemical composition of leaf and seed essential oil of *Coriandrum sativum* L. from Bangladesh. *Bangladesh Journal of Pharmacology*. 4(2):150-153.

Eriksson N, Wu S, Do CB, Kiefer AK, Tung JY, Mountain JL, Francke U. 2012. A genetic variant near olfactory receptor genes influences cilantro preference. *Flavour*. 1(1):22.

S.28 DILL UND MINZE
Zawirska-Wojtasiak R. 2006. Chirality and the nature of food authenticity of aroma. Acta Sci Pol Technol Aliment. 5(1):21-36.

Fabro S, Smith RL, Williams RT. 1967. Toxicity and teratogenicity of optical isomers of thalidomide. *Nature*. 215:296.

S.31 KAFFEE
Farah A, de Paulis T, Trugo LC, Martin PR. 2005. Effect of roasting on the formation of chlorogenic acid lactones in coffee. *Journal of Agricultural and Food Chemistry*. 53(5):1505-1513.

Blumberg S, Frank O, Hofmann T. 2010. Quantitative studies on the influence of the bean roasting parameters and hot water percolation on the concentrations of bitter compounds in coffee brew. *Journal of Agricultural and Food Chemistry*. 58(6):3720-3728.

S.32 BIER

De Keukeleire D. 2000. Fundamentals of beer and hop chemistry. *Quimica nova*. 23(1):108-112.

Stevens R. 1967. The chemistry of hop constituents. *Chemical Reviews*. 67(1):19-71.

S.36 KNOBLAUCH

Cai XJ, Block E, Uden PC, Quimby BD, Sullivan JJ. 1995. Allium Chemistry: Identification of Natural Abundance Organoselenium Compounds in Human Breath after Ingestion of Garlic Using Gas Chromatography with Atomic Emission Detection. *Journal of Agricultural and Food Chemistry*. 43(7):1751-1753.

Munch R, Barringer SA. 2014. Deodorization of garlic breath volatiles by food and food components. *Journal of Food Science*. 79(4):526-533.

Lu X, Rasco BA, Jabal JMF, Aston DE, Lin M, Konkel ME. 2011. Investigating Antibacterial Effects of Garlic (*Allium sativum*) Concentrate and Garlic-Derived Organosulfur Compounds on Campylobacter jejuni by Using Fourier Transform Infrared Spectroscopy, Raman Spectroscopy, and Electron Microscopy. *Applied & Environmental Microbiology*. 77(15):5257-5269.

S.39 SPARGEL

Mitchell, SC. 2001. Food Idiosyncrasies: Beetroot & Asparagus. *Drug Metabolism & Disposition*. 29(2):539-543.

Pelchat ML, Bykowski C, Duke FF, Reed DR. 2011. Excretion and Perception of a Characteristic Odor in Urine after Asparagus Ingestion: a Psychophysical and Genetic Study. *Chem Senses*. 36:9-17.

S.40 DURIAN-FRUCHT

Li JX, Schieberle P, Steinhaus M. 2012. Characterization of the Major Odor-Active Compounds in Thai Durian (Durio zibethinus L.'Monthong') by Aroma Extract Dilution Analysis and Headspace Gas Chromatography–Olfactometry. *Journal of Agricultural and Food Chemistry*. 60(45):11253-11262.

Maninang JS, Lizada MCC, Gemma H. 2009. Inhibition of aldehyde dehydrogenase enzyme by Durian (Durio zibethinus) fruit extract. *Food Chemistry*. 117(2):352-355.

S.43 SPECK

Timón ML, Carrapiso AI, Jurado Á, van de Lagemaat J. 2004. A study of the aroma of fried bacon and fried pork loin. *Journal of the Science of Food and Agriculture*. 84(8):825-831.

S.44 FISCH

Mitchell SC, Smith RL. 2001. Trimethylaminuria: the fish malodor syndrome. *Drug Metabolism & Disposition*. 29(4):517-521.

Dyer WJ, Mounsey YA. 1945. Amines in Fish Muscle: II. Development of Trimethylamine and Other Amines. *Journal of the Fisheries Board of Canada*. 6(5):359-367.

S.47 BLAUSCHIMMELKÄSE

Qian M, Nelson C, Bloomer S. 2002. Evaluation of fat-derived aroma compounds in Blue cheese by dynamic headspace GC/olfactometry-MS. *Journal of the American Oil Chemists' Society*. 79(7):663-667.

Dartey CK, Kinsella JE. 1971. Rate of formation of methyl ketones during blue cheese ripening. *Journal of Agricultural and Food Chemistry*. 19(4):771-774.

Lawlor JB, Delahunty CM, Wilkinson MG, Sheehan J. 2001. Relationships between the sensory characteristics, neutral volatile composition and gross composition of ten cheese varieties. *Le Lait*. 81(4):487-507.

Day EA, Anderson DF. 1965. Cheese Flavor, Gas Chromatographic and Mass Spectral Identification of Neutral Components of Aroma Faction and Blue Cheese. *Journal of Agricultural and Food Chemistry*. 13(1):2-4.

S.48 BOHNEN

Steggerda FR. 1968. Gastrointestinal gas following food consumption. Annals of the New York Academy of Sciences 150(1):57-66.

Suarez FL, Springfield J, Levitt MD. 1998. Identification of gases responsible for the odour of human flatus and evaluation of a device purported to reduce this odour. *Gut*. 43(1):100-104.

S.53 KAROTTEN

Smith W, Mitchell P, Lazarus R. 2008. Carrots, carotene and seeing in the dark. *Clinical & Experimental Ophthalmology*. 27(3-4):200-203.

S.54 ROTE BETE

Mitchell SC. 2001. Food Idiosyncrasies: Beetroot & Asparagus. *Drug Metabolism & Disposition*. 29(2):539-543.

S.57 KARTOFFELN

Friedman M, McDonald GM, Filadelfi-Keszi M. 2010. Potato Glycoalkaloids: Chemistry, Analysis, Safety, and Plant Physiology. *Critical Reviews in Plant Sciences*. 16(1):55-132.

S.58 AVOCADO

Kahn V. 1975. Polyphenol oxidase activity and browning of three avocado varieties. *Journal of the Science of Food and Agriculture*. 26(9):1319-1324.

McEvily AJ, Iyengar R, Otwell WS. 1992. Inhibition of enzymatic browning in foods and beverages. *Critical Reviews in Food Science & Nutrition*. 32(3):253-273.

Bates RP. 1968. The retardation of enzymatic browning in avocado puree and guacamole. In *Proc. Fla. State Hort. Soc.* Vol. 81:230-5.

S.61 LEBENSMITTELFARBEN

Bateman B, Warner JO, Hutchinson E, Dean T, Rowlandson P, Gant C, Stevenson J. 2004. The effects of a double blind, placebo controlled, artificial food colourings and benzoate preservative challenge on hyperactivity in a general population sample of preschool children. *Archives of Disease in Childhood*. 89(6):506-511.

Erickson B. 2011. Food dye debate resurfaces. *Chemical and Engineering News*, 27-31.

S.62 LACHS

Higuera-Ciapara I, Felix-Valenzuela L, Goycoolea FM. 2006. Astaxanthin: a review of its chemistry and applications. *Critical Reviews in Food Science and Nutrition*. 46(2):185-196.

S.65 TONIC WATER

Sacksteder L, Ballew RM, Brown EA, Demas JN. 1990. Photophysics in a disco: Luminescence quenching of quinine. *Journal of Chemical Education*. 67(12):1065.

S.69 KIDNEYBOHNEN

Rodhouse JC, Haugh CA, Roberts D, Gilbert RJ. 1990. Red kidney bean poisoning in the UK: an analysis of 50 suspected incidents between 1976 and 1989. *Epidemiology & Infection*. 105(3):485-491.

S.70 PILZE

Tu A, 1992. *Handbook of Natural Toxins, Vol. 7: Food Poisoning*. CRC Press. 207-229.

Holsen DS, Aarebrot S. 1997. Poisonous mushrooms, mushroom poisons and mushroom poisoning: a review. *Tidsskrift for den Norske Laegeforening: Tidsskrift for Praktisk Medicin*.117(23):3385-3388.

S.73 ÄPFEL

Bolarinwa IF, Orfila C, Morgan MR. 2014. Amygdalin content of seeds, kernels and food products commercially available in the UK. *Food chemistry*. 152:133-139.

S.74 MUSCHELN

Yasumoto T, Murata M, Oshima Y, Sano M, Matsumoto GK, Clardy J. 1985. Diarrhetic shellfish toxins. *Tetrahedron*. 41(6):1019-1025.

Todd EC. 1993. Domoic acid and amnesic shellfish poisoning: a review. *Journal of Food Protection*. 56(1):69-83.

Watkins SM, Reich A, Fleming LE, Hammond R. 2008. Neurotoxic shellfish poisoning. *Marine Drugs*. 6(3):431-455.

Popkiss MEE, Horstman DA, Harpur D. 1979. Paralytic shellfish poisoning. *South African Medical Journal*. 55:1017-1023.

S.77 KUGELFISCH

Noguchi T, Hwang DF, Arakawa O, Sugita H, Deguchi Y, Shida Y, Hashimoto K. 1987. *Vibrio alginolyticus*, a tetrodotoxin-producing bacterium, in the intestines of the fish Fugu vermicularis vermicularis. *Marine Biology*. 94(4):625-630.

Ahasan HA, Mamun AA, Karim SR, Bakar MA, Gazi EA, Bala CS. 2004. Paralytic complications of pufferfish (tetrodotoxin) poisoning. *Singapore Medical Journal*. 45(2):73-74.

S.78 SCHOKOLADE

Meng CC, Jalil AMM, Ismail A. 2009. Phenolic and theobromine contents of commercial dark, milk and white chocolates on the Malaysian market. *Molecules*. 14(1):200-209.

S.80 KATERSTIMMUNG

Swift R, Davidson D. 1998. Alcohol hangover. *Alcohol Health Res World*. 22:54-60.

Rohsenow DJ, Howland J, Arnedt JT, Almeida AB, Minsky S, Kempler CS, Sales S. 2010. Intoxication With Bourbon Versus Vodka: Effects on Hangover, Sleep, and Next-Day Neurocognitive Performance in Young Adults. Alcoholism: Clinical and Experimental Research. 34(3):509-518.

S.85 ZWIEBEL

Benkeblia N, Lanzotti V. 2007. Allium Thiosulfinates: Chemistry, Biological Properties and their Potential Utilization in Food Preservation. *Food*. 1(2):193-201.

Imai S, Tsuge N, Tomotake M, Nagatome Y, Sawada H, Nagata T, Kumagai H. 2002. Plant biochemistry: An onion enzyme that makes the eyes water. *Nature*. 419:685.

S.86 CHILI

Bellringer M. The Chemistry of Chilli Peppers (online). Bristol: The University of Bristol. Available from: http://www.chm.bris.ac.uk/motm/chilli/index.htm (accessed 15.01.2014).

S.89 MINZE

Hensel H, Zotterman Y. 1951. The effect of menthol on the thermoreceptors. *Acta physiologica Scandinavica*. 24(1):27-34.

S.90 KNALLZUCKER

Sung AA, Lee YD. 1996. Gasified candy. *Trends in Food Science and Technology*. 7(6):205-205.

S.92 WASABI

Depree JA, Howard TM, Savage GP. 1998. Flavour and pharmaceutical properties of the volatile sulphur compounds of Wasabi (*Wasabia japonica*). Food research international. 31(5):329-337.

S.97 TRUTHAHN

Lenard NR, Dunn AJ. 2005. Mechanisms and significance of the increased brain uptake of tryptophan. *Neurochemical Research*. 30(12):1543-1548.

S.98 KÄSE

Smith D. 2013. Sweet Dreams are Made of Cheese (online). Nature Publishing Group. Accessible at: http://www.nature.com/scitable/blog/mind-read/sweet_dreams_are_made_of.

S.101 MUSKATNÜSSE

Shulgin AT, Sargent T, Naranjo C. 1967. The chemistry and psychopharmacology of nutmeg and of several related phenylisopropylamines. *Psychopharmacology bulletin*. 4(3):13-13.

Carstairs SD, Cantrell FL. 2011. The spice of life: an analysis of nutmeg exposures in California. *Clinical Toxicology*. 49(3):177-180.

S.102 TEE

Chin JM, Merves ML, Goldberger BA, Sampson-Cone A, Cone EJ. 2008. Caffeine content of brewed teas. *Journal of Analytical Toxicology*. 32(8):702-704.

Owen GN, Parnell H, De Bruin EA, Rycroft JA. 2008. The combined effects of L-theanine and caffeine on cognitive performance and mood. *Nutritional neuroscience*. 11(4):193-198.

S.105 ABSINTH

Lachenmeier DW, Nathan-Maister D, Breaux TA, Luauté JP, Emmert J. 2010. Absinthe, Absinthism and Thujone—New Insight into the Spirit's Impact on Public Health. *Open Addiction Journal*. 3:32-38.

Padosch SA, Lachenmeier DW, Kröner LU. 2006. Absinthism: a fictitious 19th century syndrome with present impact. Substance abuse treatment, prevention, and policy. 1(1):14.

Lachenmeier DW, Nathan-Maister D, Breaux TA, Sohnius EM, Schoeberl K, Kuballa T. 2008. Chemical composition of vintage preban absinthe with special reference to thujone, fenchone, pinocamphone, methanol, copper, and antimony concentrations. *Journal of agricultural and food chemistry*. 56(9):3073-3081.

S.106 ENERGYDRINKS

Aranda M, Morlock G. 2006. Simultaneous determination of riboflavin, pyridoxine, nicotinamide, caffeine and taurine in energy drinks by planar chromatography-multiple detection with confirmation by electrospray ionization mass spectrometry. *Journal of Chromatography A*. 1131(1):253-260.

Higgins JP, Tuttle TD, Higgins CL. 2010. Energy beverages: content and safety. In Mayo Clinic Proceedings. 85(11):1033-1041. Elsevier.

S.111 GRAPEFRUIT

PL Detail Document. 2007. Potential Drug Interactions with Grapefruit. Pharmacist's Letter/Prescriber's Letter. 23(2):230204.

S.112 ZITRONE

Baron JH. 2009. Sailors' scurvy before and after James Lind–a reassessment. *Nutrition reviews*. 67(6):315-332.

S.115 NÜSSE

Bansal AS, Chee R, Nagendran V, Warner A, Hayman, G. 2007. Dangerous liaison: sexually transmitted allergic reaction to Brazil nuts. *Journal of Investigational Allergology and Clinical Immunology*. 17(3):189-191.

Fleischer DM. 2007. The natural history of peanut and tree nut allergy. Current allergy and asthma reports. 7(3):175-181.

S.116 FLEISCHALLERGIE

Saleh H, Embry S, Nauli A, Atyia S, Krishnaswamy G. 2012. Anaphylactic reactions to oligosaccharides in red meat: a syndrome in evolution. *Clin Mol Allergy*. 10(5).

S.119 NELKENÖL

Chaieb K, Hajlaoui H, Zmantar T, Kahla-Nakbi AB, Rouabhia M, Mahdouani K, Bakhrouf A. 2007. The chemical composition and biological activity of clove essential oil, *Eugenia caryophyllata* (*Syzigium aromaticum L. Myrtaceae*): a short review. *Phytotherapy research*. 21(6):501-506.

Kong X, Liu X, Li J, Yang Y. 2014. Advances in Pharmacological Research of Eugenol. *Curr Opin Complement Alternat Med*. 1(1):8-11.

S.120 GLUTAMAT (MNG)

Tarasoff L, Kelly MF. 1993. Monosodium L-glutamate: a double-blind study and review. *Food and chemical toxicology*. 31(12):1019-1035.

Williams AN, Woessner KM. 2009. Monosodium glutamate 'allergy': menace or myth?. *Clinical & Experimental Allergy*. 39(5):640-646.

Ng T. 2002. Re-evaluation of the Tasty Compound: MSG. *Nutrition Bytes*. 8(1).

S.123 SÜSSSTOFFE

Emsley J. 1994. *The consumers good chemical guide: a jargon-free guide to the chemicals of everyday life*. W.H. Freeman & Co. Ltd. 31-59.

O'Brien-Nabors L. (Ed.). 2011. *Alternative sweeteners* (Vol. 48). CRC Press.

Suez J, Korem T, Zeevi D, Zilberman-Schapira G, Thaiss C A, Maza O, Israeli D, Zmora N, Shlomit G, Weinberger A, Kuperman Y, Harmelin A, Kolodkin-Gal I, Shapiro H, Halpern Z, Eran S, Elinav E. 2014. Artificial sweeteners induce glucose intolerance by altering the gut microbiota. *Nature*. 514:181-186.

S.124 SULFITE

Taylor SL, Higley NA, Bush RK. 1986. Sulfites in foods: uses, analytical methods, residues, fate, exposure assessment, metabolism, toxicity, and hypersensitivity. *Advances in Food Research*. 30:1-76.

Lund B, Baird-Parker TC, Gould GW. 2000. Microbiological safety and quality of food (Vol. 1). Springer. 201-203.

S.129 BANANEN

Burg SP, Burg EA. 1965. Relationship between ethylene production and ripening in bananas. *Botanical Gazette*. 200-204.

Jiang Y, Joyce DC, Macnish AJ. 1999. Extension of the shelf life of banana fruit by 1-methylcyclopropene in combination with polyethylene bags. *Postharvest Biology and Technology*. 16(2):187-193.

S.130 WACKELPUDDING

Jacobsen E. 1999. Soup or Salad? Investigating the Action of Enzymes in Fruit on Gelatin. *Journal of Chemical Education*. 76(5):624A.

S.133 SCHLAGSAHNE

Noda M, Shiinoki Y. 1986. Microstructure and rheological behavior of whipping cream. *Journal of Texture Studies*. 17(2):189-204.

Dickinson E, Stainsby G. 1982. Colloids in food. Applied Science Publishers.

S.134 SCHOKOLADE

Langer S, Marshall LJ, Day AJ, Morgan MR. 2011. Flavanols and methylxanthines in commercially available dark chocolate: a study of the correlation with nonfat cocoa solids. *Journal of Agricultural and Food Chemistry*. 59(15):8435-8441.

S.137 BIER

Vogler A, Kunkely H. 1982. Photochemistry and beer. *Journal of Chemical Education*. 59(1):25.

S.138 MARMELADE

Thakur BR, Singh RK, Handa AK. 1997. Chemistry & Uses of Pectin – A Review. *Critical Reviews in Food Scienc & Nutrition*. 37(1):47-73.

S.140 ROTWEIN

Alcalde-Eon C, Escribano-Bailón MT, Santos-Buelga C, Rivas-Gonzalo JC. 2006. Changes in the detailed pigment composition of red wine during maturity and ageing: a comprehensive study. *Analytica Chimica Acta*. 563(1):238-254.

Boulton R. 2001. The copigmentation of anthocyanins and its role in the color of red wine: a critical review. *American Journal of Enology and Viticulture*. 52(2):67-87.

Cheynier V, Dueñas-Paton M, Salas E, Maury C, Souquet JM, Sarni-Manchado P, Fulcrand H. 2006. Structure and properties of wine pigments and tannins. *American Journal of Enology and Viticulture*. 57(3):298-305.

Semba RD, Ferrucci L, Bartali B, Urpí-Sarda M, Zamora-Ros R, Sun K, Andres-Lacueva C. 2014. Resveratrol Levels and All-Cause Mortality in Older Community-Dwelling Adults. JAMA internal medicine.

S.143 CHAMPAGNER, SEKT

Liger-Belair G, Cilindre C, Gougeon RD, Lucio M, Gebefügi I, Jeandet P, Schmitt-Kopplin P. 2009. Unraveling different chemical fingerprints between a champagne wine and its aerosols. Proceedings of the National Academy of Sciences. 106(39):16545-16549.

Liger-Belair G. 2005. The physics and chemistry behind the bubbling properties of Champagne and sparkling wines: A state-of-the-art review. *Journal of Agricultural and Food Chemistry*. 53(8): 2788-2802.

DANKSAGUNG

Als Erstes möchte ich mich bei Emma Smith und dem Team von Orion bedanken, die dabei halfen, dass das Buch Wirklichkeit wurde, und hart daran arbeiteten, es inhaltlich zu optimieren. Ein Dankeschön auch an die zahlreichen Leute (zu viele, um sie hier einzeln aufzuführen), die mich unterstützten, indem sie zur in diesem Buch behandelten Chemie Studien und Diskussionen, vor allem über Twitter, beisteuerten.

Ferner danke ich Professor Matthew Hartings von der American University in Washington, DC, fürs Korrekturlesen.

Die chemischen Strukturen in den Abbildungen wurden mit ChemDraw Professional v15 von PerkinElmer erstellt, das unter http://bit.ly/1IhoZ8g zu bekommen ist. Compound Interest ist unabhängig und steht mit PerkinElmer oder dessen Partnern in keinerlei Verbindung.

SOCIAL MEDIA

 @compoundchem

 tumblr.com/blog/compoundchem

 facebook.com/compoundchem

PROGRAMME & WEBSEITEN

- Chemische Strukturen – ChemDraw
- Grafikdesign – InDesign
- Ausgewählte CC0-Icons – The Noun Project
- Schriften: Open Sans, Bebas Neue, Lobster, Varela Round, Montserrat, Helvetica Neue, Oswald

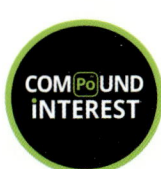

MEHR VON COMPOUND INTEREST AUF: WWW.COMPOUNDCHEM.COM

Dort finden Sie eine Vielzahl an Grafiken zu verschiedensten Aspekten der Alltags-Chemie sowie kostenlos downloadbare Grafiken, Sie können aber auch Poster kaufen und noch viel mehr entdecken.

Die Originalausgabe erschien 2015 unter dem Titel
Why Does Asparagus Make Your Wee Smell? – And 57 other Curious
Food and Drink Questions bei Orion Publishing Group Ltd., London, UK.

Copyright © Andy Brunning 2015

Die Deutsche Nationalbibliothek verzeichnet diese Publikation in der
Deutschen Nationalbibliografie; detaillierte bibliografische Daten sind
im Internet über
http://dnb.d-nb.de abrufbar.

Das Werk ist in allen seinen Teilen urheberrechtlich geschützt.
Jede Verwertung ist ohne Zustimmung des Verlags unzulässig.
Das gilt insbesondere für Vervielfältigungen, Übersetzungen,
Mikroverfilmungen und die Einspeicherung in und Verarbeitung
durch elektronische Systeme.

Der Konrad Theiss Verlag ist ein Imprint der WBG.

© 2016 by WBG (Wissenschaftliche Buchgesellschaft), Darmstadt

Die Herausgabe des Werkes wurde durch die Vereinsmitglieder
der WBG ermöglicht.

Lektorat: Verlagsservice Henninger GmbH, Würzburg

Satz: Verlagsservice Henninger GmbH, Würzburg

Einbandgestaltung: Christian Hahn, Babenhausen

Gedruckt auf säurefreiem und alterungsbeständigem Papier.

Printed in Italy by Printer Trento S.r.l.

Besuchen Sie uns im Internet:
www.wbg-wissenverbindet.de

ISBN 978-3-8062-3280-6

Bildnachweis:

Andy Brunning: Seite 21, 25, 26, 29, 30, 37, 38, 52, 56, 60, 72, 79, 84, 87, 88, 91, 100, 103 (links), 110, 112, 118, 128, 143; Food and Drink/REX Shutterstock: Seite 131; Getty: Seite 18; Shutterstock.com: Seite 17, 22, 33, 41, 42, 45, 46, 49, 55, 59, 63, 68, 76, 93, 99, 103 (rechts), 107, 114, 117, 136, 140; REX Shutterstock: Seite 139.

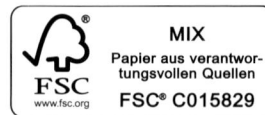